ARCHIV FÜR TIERERNÄHRUNG

UNTER MITWIRKUNG VON

HERAUSGEGEBEN VON

ERNST MANGOLD
Prof. Dr. med. Dr. phil. Dr. med. vet. h. c. Dr. agr. h. c.
Direktor des Instituts für Tierernährungslehre
der Humboldt-Universität Berlin

3. BAND
JULI-AUGUST 1952
HEFT
1

AKADEMIE-VERLAG · BERLIN

ARCH. TIERERNÄHRUNG · 3. BAND NR. 1 · S. 1–64 · BERLIN · JULI-AUGUST 1952

INHALT

Das Archiv für Tierernährung erscheint zweimonatlich in Heften zu 64 Seiten im Format 17,5 × 25 cm. Der Preis des Heftes beträgt DM 8,50. 6 Hefte werden zu einem Band vereinigt. Der Besteller muß sich zur Abnahme eines Bandes verpflichten. Die Hefte werden jeweils einzeln berechnet. Im Jahre erscheint nicht mehr als 1 Band. Bestellungen werden direkt an den Akademie-Verlag GmbH., Berlin NW 7, Schiffbauerdamm 19 oder über eine wissenschaftliche Buchhandlung erbeten.

Manuskriptsendungen — zugelassen sind die vier Kongreßsprachen — sind an den Herausgeber, Herrn Prof. Dr. Ernst Mangold, Berlin N 4, Invalidenstr. 42, zu richten. Mit der Veröffentlichung geht das alleinige Verlagsrecht an das Archiv für Tierernährung über. Daher müssen Arbeiten, die bereits an anderer Stelle veröffentlicht worden sind, zurückgewiesen werden. Die Verfasser verpflichten sich, Manuskripte, die vom Archiv für Tierernährung angenommen worden sind, nicht an anderer Stelle zu veröffentlichen.

Die Verfasser erhalten von größeren wissenschaftlichen Arbeiten 50 Sonderdrucke unentgeltlich. Den Manuskripten beiliegende Zeichnungen müssen sauber, in zweifacher Größe ausgeführt sein. Wenn sie nicht voll reproduktionsfähig nach den Vorschriften des Normblattes DIN 474 eingereicht werden, ist die Beschriftung nur mit Bleistift einzutragen. Zur Herstellung von Netzätzungen sind nur einwandfreie Photographien brauchbar.

Für alle Literaturzitate sind die Vorschriften des Normblattes DIN 1502 und 1502 Beiblatt I maßgebend. Die Zitate müssen den Verfasser (mit den Anfangsbuchstaben der Vornamen), den vollständigen Titel der Arbeit und die Quelle mit Band, Seitenzahl und Erscheinungsjahr enthalten. Das Literaturverzeichnis soll alphabetisch geordnet sein.

Herausgeber und verantwortlich für den Inhalt: Prof. Dr. med. Dr. phil. Dr. med. vet h. c. Ernst Mangold, Berlin N 4, Invalidenstraße 42 (Fernruf 42 96 64). Verlag: Akademie-Verlag GmbH., Berlin NW 7, Schiffbauerdamm Nr. 19 (Fernruf: 42 55 71); Postscheckkonto: 350 21. Bestell- und Verlagsnummer dieses Heftes: 1010/III/1. Das Archiv für Tierernährung erscheint vorläufig jährlich in 1 Band zu 6 Heften. Bezugspreis je Einzelheft DM 8.50, ausschließlich Porto und Verpackung. Satz und Druck: Robert Noske, Borna (Bez. Leipzig). Veröffentlicht unter der Lizenz-Nr. 1213 des Amtes für Literatur und Verlagswesen der Deutschen Demokratischen Republik. Printed in Germany.

Aus dem Institut für Tierphysiologie und Tierernährung der Universität Göttingen
(Direktor: Prof. Dr. Dr. W. LENKEIT)

HEINRICH BRUNE

Zur Beeinflussung der Resorption von Wirkstoffen durch Adsorbentien

II. Teil

In der Tierernährung werden als Futterzusätze Adsorbentien wie Kohlen mit mehr oder minder hoher Aktivität, verschiedene Kaoline u. dgl. verwendet.

Wenn auch in einer früheren Arbeit [2] kein wesentlicher Einfluß der Adsorbentien auf die Verdaulichkeit der Grundnährstoffe unter normalen Ernährungsbedingungen festgestellt werden konnte, so ist doch allgemein nicht zu erwarten, daß eine Dauerapplikation von Adsorbentien unter gewissen Bedingungen für den Tierkörper ohne Einfluß sein könnte.

Aus der Literatur ist bekannt, daß einige Vitamine bei Fütterung mit starken Adsorbentien (Aktivkohle) in vermindertem Maße zur Resorption kommen [1, 3]. Es gibt Präparate, die als Trägersubstanz für Vitamine und andere Wirkstoffe Adsorptionsmittel enthalten, oftmals um die betreffenden Wirkstoffe nach adsorptiver Anlagerung vor zersetzenden Einflüssen zu schützen oder um eine mit der Adsorbenswirkung kombinierte Vitamintherapie zu betreiben. Die Deklaration des Wirkstoffgehaltes gibt diejenige Wirkstoffmenge an, die in das Präparat eingearbeitet wurde, nicht aber diejenige, die dem Tierkörper bei Passage durch den Magendarmkanal tatsächlich zur Verfügung steht.

Man könnte daher diese Präparate für das Tier als positiv oder negativ wirksam ansehen, wenn man herausstellt, daß sie durch Veränderung der Korrelation der Wirkstoffe in der Nahrung, sei es durch eine unbekannte zur Resorption gelangende Wirkstoffmenge oder durch selektive Adsorptionswirkung auf andere Nahrungsbestandteile hervorgerufene Ernährungsänderungen aktiv wirksam sind.

Die vorliegende Arbeit enthält einige Tierversuche mit Adsorbentien *, die als Vorstudien für Versuche an Großtieren dienen. Sie zielen darauf hin, einige Mechanismen der Adsorbentienwirkung im Verdauungsablauf besonders bei der Wirkstoffresorption zu studieren und zu erfassen.

*) Aktivkohle, Bolus alba DAB VI. Analysendaten siehe Teil I dieser Arbeit (2).

Versuche

I. Kükenversuch mit Diäthyldioxystilben

Grundsätzlich interessiert die Frage, ob Adsorbentien in vivo in der Lage sind, Stoffe derartig fest zu binden, daß während der Magen-Darm-Passage keine oder nur eine sehr geringe Resorption dieser Stoffe möglich ist. Natürlich läßt sich diese Frage nicht mit einem einzigen Versuch beantworten, was sich schon allein aus dem differenten Verhalten Adsorbens gegen Adsorbendum verschiedener stofflicher Natur ergibt. Immerhin sollte versucht werden, eine in vitro mögliche weitestgehend quantitative Adsorption von Wirkstoff mit therapeutisch üblichen Dosen von Adsorbens in vivo zu überprüfen.

Es wurde ein Hahnen-Küken-Versuch mit Diäthyldioxystilben und Aktivkohle angesetzt. Die Tiere erhielten dabei handelsübliches Futter, das unter anderem im Grützfutter noch 1% Holzkohle, vermutlich zur Bekämpfung toxischer Einflüsse, enthielt.

36 männliche Eintagsküken der rebhuhnfarbigen Italiener dienten als Versuchstiere. Die Auswahl der Versuchstiere erfolgte durch ständige Kontrolle der Gewichtsentwicklung während einer 7 tägigen Vorfütterung mit den in Tabelle 1 angegebenen Futtermitteln aus einer größeren Tierzahl. Die Küken wurden in Volièren mit Hilfe des Infrarot-Strahlers als Wärmequelle aufgezogen.

Tabelle 1. *Futterzusammensetzung*

Aufzuchtmehl	*Grützfutter*
15 % Haferflocken	20 % Hafergrütze
15 % Futterweizen	15 % Futterweizengrütze
17 % Mais	15 % Dari/Milo, geschält
15 % Weizenvollkleie	15 % Maisgrütze
8 % Dorschmehl	12 % Gerstengrütze
6 % Futterhefe	10 % Hirse, geschält
5 % Biskuit-Bruch	8 % Bruchreis
3 % Trockenmolke	3 % Futterknochenschrot, unentleimt
4 % „Fevex"	1 % Holzkohle
7 % Weizenkeime	
3 % Luzernegrünmehl	
2 % Futterkalkmischung gewürzt, mit Spurenelementen	

Analyse: in % der Trockensubstanz

Aufzuchtmehl		*Grützfutter*
91 82	Trockensubstanz	90,69
23,12	Rohprotein	11,46
4,40	Rohfett	4,22
8.83	Rohasche	4.38
8,31	Rohfaser	6,54
55,34	N-freie Extraktstoffe	73,40
2.183	Kalzium	1,229
0,182	Magnesium	0.089
0,481	Phosphor	0,558

Das Versuchsfutter wurde mit Beginn der zweiten Lebenswoche der Küken so verabreicht, daß die erste Mahlzeit aus Aufzuchtmehl bestand, dem die in Tabelle 2 angegebene Menge Diäthyldioxystilben beigemengt war. Für die Versuchsgruppen richtete sich die täglich angebotene Futtermenge nach der Gruppe mit der geringsten Futteraufnahme. Bei Beobachtung der Versuchsgruppen ergab sich, daß der Futterbedarf annähernd gleich war. Für die 6 wöchentliche Versuchsfütterung wurden pro Küken 790 g Aufzuchtmehl und 600 g Grützfutter verbraucht.

Die Einteilung der Versuchstiere erfolgte in Gruppen zu je 18 Küken. Die Gruppe A erhielt das Grundfutter mit Diäthyldioxystilben, die Gruppe B zusätzlich Aktivkohle. Die Dosierung dieser Stoffe ist in Tabelle 2 aufgeführt.

Die Hormonbeifütterung wurde in der 6. Versuchswoche verringert, da die Kammfärbung der Küken der Gruppe A stark gelblich zu Beginn dieser Woche war und stärkere toxische Schäden vermieden werden sollten.

Die Kontrolle der Gewichtszunahme erfolgte wöchentlich.

Versuchsverlauf

Die *Gewichtsentwicklung* verlief während des Versuches für alle Versuchsgruppen annähernd gleichmäßig, jedoch ließen sich ab der dritten Versuchswoche bereits deutliche Unterschiede im Habitus der Gruppen feststellen. Das Federkleid der Gruppe A (ohne Aktivkohle) erschien verglichen mit dem der Gruppe B (mit Aktivkohle) im Gesamteindruck bedeutend heller. In Gruppe A entwickelten sich die Kämme spärlicher und erschienen gelblich blaß, während in Gruppe B (mit Aktivkohle) die Kämme rot gefärbt waren und in voller Entwicklung standen. Diese Unterschiede wurden als äußere Kriterien für das Reaktionsvermögen der beiden Versuchsgruppen festgehalten und weiter verfolgt.

Versuchsergebnis

Tabelle 2. *Kükenversuch mit Diäthyldioxystilben*
jede Gruppe 18 ♂ Küken

Mittelwert der % Zuwachsrate pro Versuchswoche						
Versuchsgruppe Woche:	1	2	3	4	5	6
A: ohne Aktivkohle	41,1	39,8	31,2	22,8	16,8	21,4
B: mit Aktivkohle	41,6	36,7	31,7	26,1	18,8	19,4
mg Diäthyldioxystilben pro Tier und Tag	1,4	2 5	4,9	9,2	10,8	10,1
g Aktivkohle pro Tier und Tag, Gruppe B	0,14	0,25	0,49	0,92	1,08	1,01

In Tabelle 2 und Abbildung 1 sind die Mittelwerte des %-Zuwachses pro Versuchswoche zusammengestellt. Die statistische Berechnung der Gewichtsentwicklung ließ keine signifikanten Unterschiede zwischen den beiden Versuchsgruppen erkennen, so daß für diese Versuchsdauer angenommen werden kann, daß der für das Wachstum unter diesen Versuchsbedingungen gegebene Nahrungsüberschuß zu einer quantitativ gleichen Substanzeinlagerung führte.

Die *Kammentwicklung* bietet eine leicht zugängliche Testmöglichkeit für die Adsorptionswirkung der Aktivkohle in vivo unter diesen Versuchsbedingungen. Die durchschnittliche Kammhöhe ist in Tabelle 3 für die Zeitpunkte

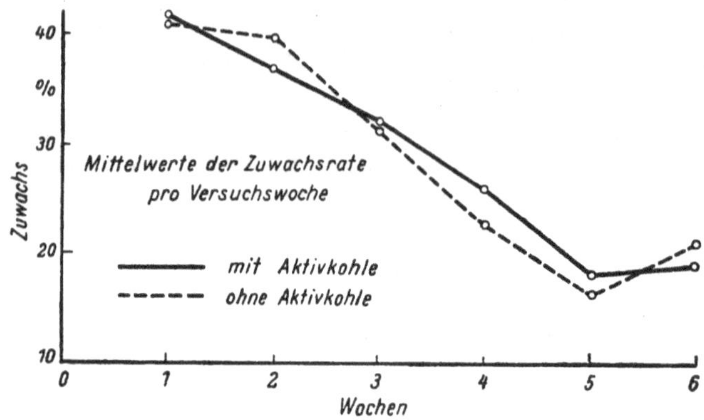

Abb. 1
Kükenversuch mit Diäthyldioxystilben

Ende der vierten und sechsten Versuchswoche angeführt. Die unterschiedliche Kammentwicklung zwischen den Versuchsgruppen ist statistisch gesichert.

Tabelle 3. *Kükenversuch mit Diäthyldioxystilben*
jede Gruppe 18 ♂ Küken

Ø mm Kammhöhe am Ende der 4. und 6. Versuchswoche		
Versuchsgruppe	4. Woche	6. Woche
A (ohne Aktivkohle)	5,5	9,8
B (mit Aktivkohle)	10,28	19,5

Das Ergebnis dieser Berechnung ist so eindeutig wie das visuelle Bild der beiden Versuchsgruppen. *Die an Aktivkohle angelagerte Dosis Diäthyldioxystilben konnte nicht in vollem Umfange zur Resorption gelangen,* vielmehr vermutlich nur zu einem unter diesen Versuchsbedingungen nicht faßbaren winzigen Bruchteil, wie Vergleichsmessungen an gleichaltrigen Küken, die ohne Stilbenkost aufgezogen wurden, ergaben.

Die Abbildung 2 zeigt die Aufnahme zweier Küken mit annähernd gleichem Körpergewicht aus den Versuchsgruppen A und B am Anfang der 5. Versuchswoche, deren Kammaße dem Gruppendurchschnitt entsprachen.

Die Bestimmung der Größe und des Gewichtes der Hoden am Ende der 6. Versuchswoche (Tabelle 4) unterstreichen das bisherige Versuchsergebnis.

Tabelle 4. *Kükenversuch mit Diäthyldioxystilben*
jede Gruppe 18 ♂ Küken

∅ Gewicht und Länge der Hoden am Ende der 6. Woche		
Versuchsgruppe	Gewicht in g pro Paar	Länge in mm
A: *ohne Aktivkohle*	0,121	10,25
B: *mit Aktivkohle*	0,738	14,80

Zurückgreifend auf die Tatsache, daß die Federfärbung [11] des Huhnes weitgehend hormonal bedingt ist, wurde auch eine *Analyse des Federkleides* der

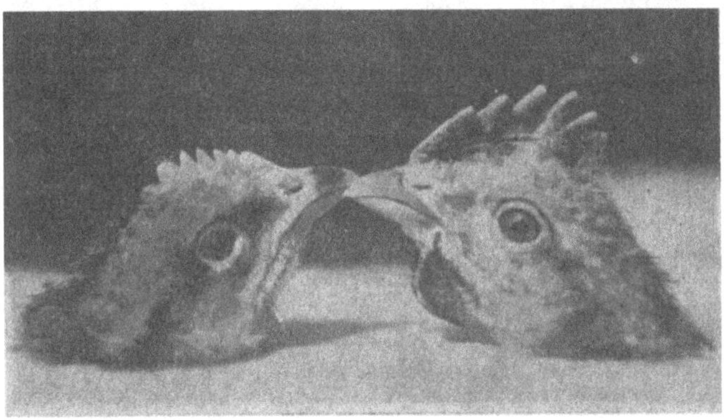

A B

Abb. 2

Siehe Text, S. 4

Tiere vorgenommen. Bekanntlich sind Federn in diesem Entwicklungsstadium der rebhuhnfarbigen Italienerküken für beide Geschlechter nur wenig different und ist auch ein Vergleich mit Federn ausgewachsener älterer Tiere nur bedingt möglich.

In Abbildung 3 und 4 sind zwei Folgereihen von Federn zusammengestellt, die von der gleichen Körperpartie stammen (unterer Teil der Brust).

Die Abbildung 3 vermittelt einen laufenden Übergang in der Zeichnung der Brustfedern vom männlichen zum weiblichen Typ. Bei den Nummern 2 bis 5, die altersmäßig vergleichbar sind, zeigt sich eine deutliche Zunahme der Pfefferung unter dem Einfluß des Diäthyldioxystilben. Ohne Zweifel ähnelt die Feder Nr. 4 der Versuchsgruppe A (ohne Aktivkohle) in der Zeichnung dem Typus der Feder Nr. 5 des weiblichen Kükens ohne Stilbenzufütterung, während die Feder Nr. 3 der Gruppe B (mit Aktivkohle) der Feder Nr. 2 des männlichen Küken ohne Stilbenzufütterung weitestgehend gleich ist. Die Federn 1 und 6 von ausgewachsenen Tieren wurden hier nur als typengebend herangezogen.

Noch deutlicher wirkt der farbige Übergang in dieser Entwicklungsreihe, der in der Abb. 3 und 4 nicht erkennbar, jedoch in Tabelle 5 festgehalten ist.

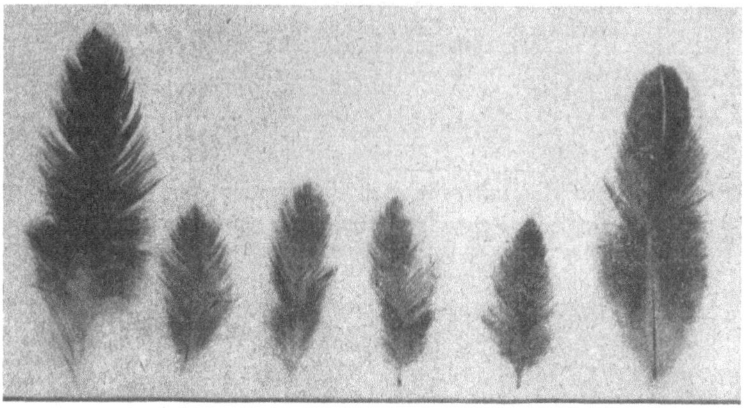

1 ♂ 2 ♂ 3 ♂ 4 ♂ 5 ♀ 6 ♀

Abb. 3

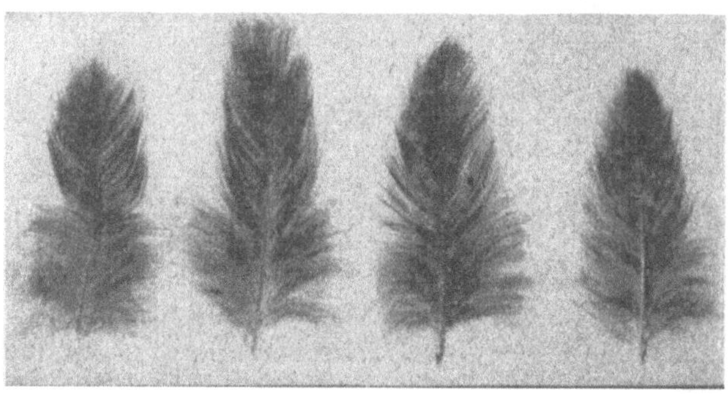

2 ♂ 3 ♂ 4 ♂ 5 ♀

Abb. 4

1. Feder eines ausgewachsenen Hahnes.
6. Feder einer ausgewachsenen Henne.

Federn der Küken am Ende der 6. Versuchswoche:

2. männlich, ohne Stilbenzufütterung.
3. männlich, Versuchsgruppe B (mit Aktivkohle).
4. männlich, Versuchsgruppe A (ohne Aktivkohle).
5. weiblich, ohne Stilbenzufütterung.

GLANZNER und BRIGGS[5] führen eine Schwärzung der Federn auf einen Mangel an Vitamin D zurück. So abwegig die Heranziehung der Versuchsergebnisse dieser Forscher zur vorliegenden Versuchsanordnung auch zu sein scheint, man könnte immerhin vermuten, daß durch Adsorption von Vitamin D aus dem Futter die dunklere Fiederung der Küken der Versuchsgruppe B zustandegekommen sein könnte. Eine Stütze für die Annahme, daß es sich bei dieser Federfärbung jedoch im wesentlichen um die Wirkung vorhandener bzw. fehlender östrogener Stoffe handelt, gibt der Vergleich der Federn 2 bis 4 der Abbildung 4.

Tabelle 5. *Kükenversuch mit Diäthyldioxystilben*
Farbe und Zeichnung der Federn am Ende der 6. Versuchswoche

Herkunft der Federn	Versuchsgruppe	
	A: *ohne Aktivkohle*	B: *mit Aktivkohle*
Hals	Grundfarbe braun, schwarz gesprenkelt. Im Schaftbereich strohgelbe Säumung. Gesamteindruck: heller als B.	Grundfarbe braun, größtenteils durch schwarz verdeckt. Im Schaftbereich goldgelber Saum. Gesamteindruck: dunkel.
Rücken	Grundfarbe: hellbraun bis gelb Sprenkelung: allgemein Schaftstrich: rostbraun	Grundfarbe: rostbraun Sprenkelung: sehr wenig Schaftstrich: hellbraun
Sattel	Grundfarbe: goldgelb Pfefferung: schwarz Schaftstrich: goldgelb	Grundfarbe: hellbraun Pfefferung: schwarz Schaftstrich: hellbraun
Brust, unten	Grundfarben: lachsfarben, schwarz gepfeffert.	Grundfarbe: rostbraun, durch schwarz größtenteils verdeckt.

Die röntgenologische Untersuchung der Tibia der Küken ergab keinen deutlich wahrnehmbaren Unterschied hinsichtlich der Ossifikation zwischen den beiden Versuchsgruppen. Chemisch-analytisch wurden nur geringfügige Unterschiede im Ca- und P-Gehalt der Knochen gefunden. Der Ca-Gehalt der Knochen annähernd gleich schwerer Tiere schwankte in der Gruppe B zwischen 17,37 und 18,04% der Trockensubstanz und in der Versuchsgruppe A zwischen 18,12 und 18,36%. Die entsprechenden P-Werte lagen für die Versuchsgruppe B zwischen 8,82 und 9,07% in der Trockensubstanz, für die Versuchsgruppe A zwischen 9,08 und 9,29%. Soweit man diese geringfügigen Unterschiede überhaupt zur Bewertung des Versuchsergebnisses heranziehen kann, könnte man sie nur im Sinne von GRIFFITHS und YOUNG [8] auf eine Stimulierung der Osteoblasten durch das Diäthyldioxystilben zurückführen. Unter diesen Versuchsbedingungen ist eine praktische Verwertung der Knochenanalyse als Test für eine Resorptionshemmung durch Adsorbentien jedoch nicht angebracht.

Dieser Kükenversuch gibt einen Einblick, inwieweit *Adsorbentien in der Lage sind, für den Tierkörper physiologisch stark wirksame Substanzen von der Resorption weitestgehend auszuschließen.* Die angewandte Versuchsmethodik ermöglicht eine schnelle und sichere, vom Körpergewicht weitgehend unabhängige in vivo-Prüfung von Adsorbentien bei oraler Applikation durch den leicht zugänglichen Kammtest. Man könnte gewisse Vergleichszahlen in vivo aufstellen, wie das bei den in vitro-Prüfungen üblich ist, müßte jedoch für diese vergleichende Wertbildung der Adsorbentien die in einer früheren Arbeit [2] angeführten Grundsätze berücksichtigen. Bei ungünstigem Mengenverhältnis Adsorbens-Adsorbendum kann der Wirkstoff praktisch restlos der Resorption entzogen werden.

II. Rattenversuch mit Vitamin *A*

An wachsenden Ratten sollte festgestellt werden, in welch unterschiedlichem Maße bei sehr geringer Wirkstoffkonzentration, hier Vitamin A, eine Beeinflussung der Resorption durch zwei verschiedene Adsorbentien gegeben ist.

Dieser Versuch wurde in den Wintermonaten durchgeführt. Als Versuchstiere dienten gleichaltrige entwöhnte Albino-Ratten im Gewicht von 44 bis 54 g. Die Tiere stammten von Müttern, die bereits seit Beginn der Trächtigkeit mit der Versuchsdiät gefüttert wurden. Das Grundfutter wurde Vitamin A-arm in Anlehnung an die fettfreie Diät von SHERMAN und STIEBELING [9] zusammengestellt. Die Zusammensetzung und Analyse dieses Grundfutters ist in Tabelle 6 aufgeführt.

Tabelle 6. *Futterzusammenstellung*

Kasein	18 g	Trockensubstanz	88,73%
Kartoffelwalzmehl	67 g	*in der Trockensubstanz:*	
Futterhefe	10 g	Rohprotein	25,52%
Salzgemisch (Mc. Collum Nr. 185)	5 g	Rohfett	0,74%
		Rohfaser	1,70%
		N-freie Extraktstoffe	63,67%
		Rohasche	8,37%
		Erdalkalität	— 38,98

Kalzium 0,5750%, Magnesium 0,2203%, Phosphor 0,8871%

In einer *Vorperiode* wurden nach 4 wöchiger Säugezeit und 6 tägiger Entwöhnung 6 Versuchsgruppen mit je 12 Ratten aufgestellt und diese 14 Tage mit dem Grundfutter, dem Sand, Aktivkohle oder Bolus alba beigemengt war, vorgefüttert. Der Sand wurde zur Aufrechterhaltung der Nährstoffkonzentration für den Vergleich der mit Adsorbentien gefütterten Versuchsgruppen beigegeben. Das Futter stand den Tieren angefeuchtet zur freien Aufnahme tagsüber 12 Stunden zur Verfügung. Die Einteilung der Versuchsgruppen zeigt Tabelle 7.

Während der gesamten Versuchsdauer erhielten alle Ratten 2-mal wöchentlich 20 I E *Vitamin* D_2 in 0,1 cm³ Olivenöl mit der Sonde. Die Futteraufnahme war in allen Gruppen annähernd gleich.

Tabelle 7. *Einteilung der Versuchsgruppen*

Versuch	Versuchsgruppe	Zahl der Tiere	Grundfutter +
II A	1	♂ 12	5% Sand
	2	♂ 12	5% Aktivkohle
	3	♂ 12	5% Bolus alba
II B	1	♀ 12	5% Sand
	2	♀ 12	5% Aktivkohle
	3	♀ 12	5% Bolus alba

Es folgte eine 14 tägige *Versuchsperiode*. Hier erhielten die Tiere täglich mit der Sonde 1,2 I E *Vitamin A* in 0,1 cm³ Olivenöl (aus Vogan) und die entsprechenden Versuchsgruppen einen Zusatz von 50 mg Aktivkohle oder Bolus alba.

Die *Nachperiode* dauerte 6 Wochen. Während dieser Zeit wurde kein Vitamin A mehr gegeben.

Die Gewichtsentwicklung der Ratten wurde durch tägliches Wiegen der Einzeltiere verfolgt.

Der Versuch lehnt sich an den kurativen Wachstumstest zur biologischen Auswertung von Vitamin A-Präparaten an. Es sollte das Verhalten der Adsorbentien bei minimalen Vitamin A-Gaben überprüft werden. Das verwendete Kasein wurde nicht mit organischen Lösungsmitteln eluiert, um seine geringfügige Vitamin A-Aktivität zu erhalten. Es schien nicht angebracht, die Ratten erst in den vollständigen Krankheitszustand der Vitamin A-Avitaminose zu versetzen. Die Folgeerscheinungen der Vitamin A-Avitaminose, besonders die bei fettfreier Diät auftretenden Diarrhoen, erschweren die Versuchsanstellung mit kleinen Gaben von Vitamin A, wie Tastversuche ergaben. Die Versuchsperioden wurden so bemessen und eingeteilt, daß der Versuchsbeginn in die Zeit der gegenüber normal ernährten Ratten einsetzenden stärkeren Wachstumsverzögerung der Versuchstiere gelegt wurde.

Versuchsverlauf

In Tabelle 8 sind die %-Zuwachsraten für je einen 14 tägigen Teilabschnitt des Versuches enthalten.

Tabelle 8. *Rattenversuch mit Vitamin A*

Versuch	Grundfutter	% Zuwachsrate				
		Vor- 1	Haupt- 2	Nachperioden je 14 Tage 3	4	5
II A 1	Sand	30.9	30,1	22,1	12,3	6,67
2	Aktivkohle	28,3	20,1	13,6	10,1	7,4
3	Bolus alba	30,7	30,6	18,4	11,7	5,5
II B 1	Sand	31,7	23,0	14,7	6,5	6.1
2	Aktivkohle	28,2	18,7	14,5	9,5	7,2
3	Bolus alba	31,4	25,1	13,0	6,2	4,2

Die Abb. 5 und 6 zeigen die Tendenz der Änderung der %-Zuwachsrate berechnet auf das Ende einer 14 tägigen Periode.

Bereits in der 14 tägigen Vorperiode (Periode 1) zeigte sich bei den Ratten, die Aktivkohle zur Diät erhielten (II A, 2 und II B, 2) ein gegenüber den Vergleichsgruppen (II A, 1 und II B, 1) sowie gegenüber den Gruppen mit Bolus alba-Beifütterung (II A, 3 und II B, 3) signifikant gebremstes Wachstum. Ein differentes Verhalten im Wachstum zwischen den Gruppen mit Sand- und Bolus alba-Beifütterung ließ sich statistisch nicht ermitteln.

Während der Versuchsperiode (Periode 2), in der sämtlichen Tieren 1,2 I E Vitamin A täglich zugeführt wurde, zeigte sich deutlich und statistisch leicht

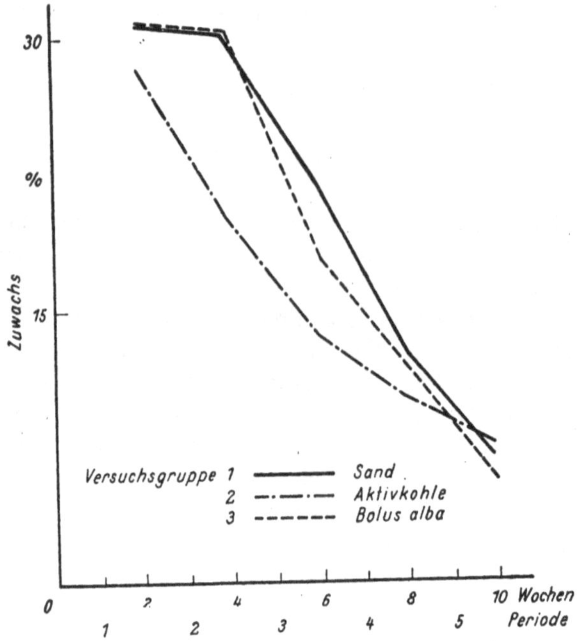

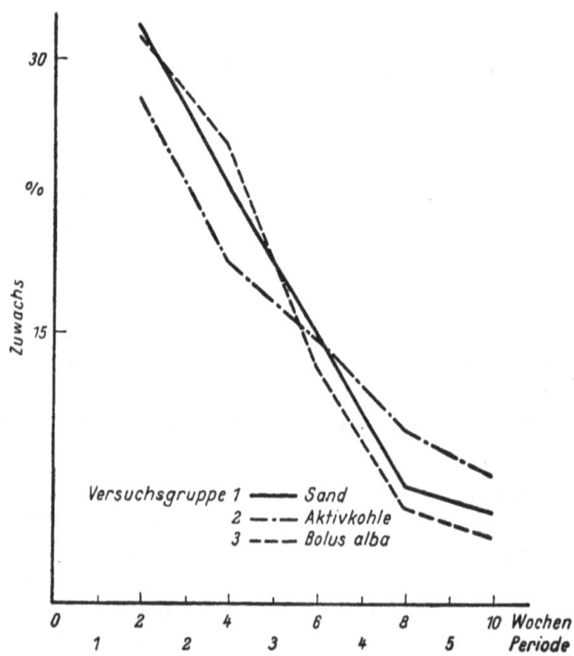

Abb. 5 u. 6

Versuch II A, 12 ♂ Ratten Versuch II B, 12 ♀ Ratten

faßbar, daß die Aktivkohlegruppen durch die Vitamin A-Zufuhr nicht oder zumindest nicht wesentlich in ihrem Wachstum beeinflußt werden. Wie aus den Abb. 5 und 6 zu entnehmen ist, ist bei den Versuchsgruppen mit Bolus alba- oder Sand-Beifütterung eine positive Beeinflussung des Wachstums im Vergleich mit der Aktivkohle-Gruppe durch die Vitamin A-Zufuhr eingetreten. Die weiblichen Tiere reagierten schwächer.

In der Nachperiode (Perioden 3 bis 5) kommt es naturgemäß mit zunehmendem Alter der Tiere zu einem weiteren Abfall der %-Wachstumsrate, da der Wachstumstrieb nachläßt. Die mit der 6. Versuchswoche eintretende Geschlechtsreife führte zu einer Wachstumsbeeinflussung, die anscheinend hier die durch die Vitamin A-Zufuhr respektive -Entzug gesetzte Wachstumsbeeinflussung an Stärke weit übertrifft. Auch trat nach 5 bis 8 Wochen (Periode 3 und 4) Keratomalazie auf, die jedoch über alle Gruppen hinweg gleichmäßig verteilt schien. Am Ende der 10. Versuchswoche waren alle Ratten erkrankt, ohne daß es schon zum Wachstumsstillstand gekommen wäre.

Versuchsergebnis

Es kann aus diesem Versuch der Schluß gezogen werden, daß unter diesen Bedingungen *Aktivkohle die Resorption wesentlicher Mengen von Wachstumsfaktoren, darunter Vitamin A, durch Adsorption in vivo verhindern kann.* Es liegt in der Periode 2 (Abb. 5 und 6), während der Vitamin A-Zufuhr *kein resorptionshemmender Einfluß des Bolus alba für Vitamin A* vor. Die Wachstumsintensität der Bolus alba-Gruppen (II A, 3 und II B, 3) ist gegenüber der Kontrolle nicht hinreichend signifikant vergrößert. In den Nachperioden bleiben die Ratten mit Bolus alba-Beifütterung durchweg in ihrer Wachstumsintensität hinter den Vergleichsgruppen mit Sandbeifütterung zurück.

Aus der Wachstumsentwicklung ist die Auswirkung der zweimal wöchentlich an alle Tiere verabreichten *Vitamin* D_2-Gaben nicht zu entnehmen. Handelt es sich um die alleinige Beeinflussung der Vitamin A-Resorption durch die Adsorbentienbeifütterung unter diesen Versuchsbedingungen? Es wäre nicht ausgeschlossen, daß auch durch indirekte Beeinflussung, d. h. durch adsorptive Bindung anderer Wachstumsfaktoren außer Vitamin A und Störung ihrer Korrelationen das Versuchsergebnis teilweise mitbestimmt wurde.

III. Hammelversuch mit Troblako

Innerhalb eines Stoffwechselversuches mit Hammeln wurde die Resorption von Carotin aus Troblako unter dem Einfluß von Bolus alba untersucht.

Experimentelles

Als Versuchstiere dienten zwei Hammel der Leineschafrasse. Der Stoffwechselversuch wurde nach den üblichen Methoden mit 10 tägiger Versuchsperiode durchgeführt. Lediglich die Vorfütterung wurde auf 18 Tage ausgedehnt, um eine gewisse Eingewöhnung der Tiere zu ermöglichen.

Die täglich verfütterten Rationen bestanden aus 800 g Troblako und 150 g Haferstrohhäcksel. Der Versuch gliedert sich in zwei Versuchsperioden. In der ersten Periode wurde die Grundration verfüttert, in der zweiten zusätzlich 50 g *Bolus alba* täglich gegeben. Tab. 9 enthält die Nährstoffanalyse der verwendeten Futtermittel.

Tabelle 9. *Nährstoffanalyse*

	in °/₀ der Trockensubstanz				
	Roh-protein	Fett	Asche	Rohfaser	N-freie Extr.-St.
Troblako	11,68	1,17	12,82	12,15	62,18
Haferstroh	1,98	1,62	8,25	44,26	43,89

Der *Carotingehalt der Rationen* ist aus Tabelle 10 zu entnehmen. Die Carotin-Bestimmung erfolgte aus dem Futter und aus dem Frischkot nach der im hiesigen Institut üblichen Methode von KUHN und BROCKMANN [7]. Die Rohfettbestimmung wurde nach dem Weender Analysenverfahren durchgeführt [8].

Versuchsergebnis

In Tabelle 10 sind die wesentlichen Daten des Versuchsergebnisses zusammengestellt.

Tabelle 10. *Hammelversuch mit Troblako*

Periode	Hammel	Carotin			Verdauungs-koeffiz. Fett
		Ø tägliche mg		%	
		Aufnahme	Ausscheidung	Ausscheidung	
1. Troblako + Haferstroh	A	15,68	11,72	74,74	12,41
	B	15,68	12,91	82,33	8,87
2. Grundfutter + Bolus alba	A	15,40	6,53	42,40	23,45
	B	15,40	7,43	48,25	22,46

Aus der Tabelle ist klar ersichtlich, daß *durch Bolus alba*-Beifütterung in diesem Fall die *Ausscheidung des Carotins* gegenüber einer Fütterung mit der Grundration *wesentlich verringert* ist. Auffallend ist die Parallelität zwischen der nach dem Weender Analysenverfahren gefundenen Steigerung der Fettresorption einerseits und der Verminderung der Carotinausscheidung nach Ergänzung der Ration mit Bolus alba andererseits.

Wie bereits an anderer Stelle [2] dargelegt, werden bei der nach dem Weender Analysenverfahren üblichen Ätherextraktion zur Gewinnung der Rohfettwerte z. T. erhebliche Mengen Rohfett durch Adsorbentien zurückgehalten. So können im Stoffwechselversuch höhere Verdaulichkeitswerte für Rohfett vorgetäuscht werden. Deshalb bedürfen die in Tabelle 10 dargelegten Versuchsergebnisse einer näheren Überprüfung.

Die angewendete Methode für die Carotinbestimmung wird durch den Versuchsbedingungen entsprechende Bolus alba-Zusätze zum Futtermittel oder Kot praktisch nicht gestört.

In Tab. 11 ist der Einfluß von Bolus alba-Zusätzen auf das Extraktionsergebnis von Troblako und getrocknetem Hammelkot der Versuchsperiode 1 enthalten. Die Äther-Extraktion wurde unter stets gleichbleibenden Bedingungen durchgeführt.

Tabelle 11. *Rohfettextraktion mit Äther im Soxhlet*

Extraktionsdauer: 10 Stunden
Substanzmenge: 10 g

A. *Troblako*				
Bolus alba . . . g	∅	1	2	4
Rohfett . . . . . %	100	95,89	94,76	90,12
B. *Hammelkot*	Versuchsperiode 1: Troblako, Haferstroh			
Bolus alba . . . g	∅	1,5	1,983	2,5
Rohfett . . . . . %	100	97,57	96,65	95,60

Man kann Bolus alba bis auf gewichtsmäßig geringfügige Teile als praktisch unverdaulich ansehen. Der in Versuchsperiode 2 gewonnene Kot enthält unter dieser Annahme 16,55% Bolus alba in der Trockensubstanz. Wie aus Tabelle 11 zu entnehmen, werden durch 1,983 g Bolus alba-Zusatz zu 10 g Kot (= 16,55%) nur 96,65% des Rohfettes extrahiert. Es verbleibt demnach ein korrigierter Verdauungskoeffizient für Rohfett von 20,89%.

Gegen diese indirekte Berechnung des Verdauungskoeffizienten Rohfett kann man folgendes einwenden: Sicherlich unterliegt auch Bolus alba bei der Magendarmpassage geringfügigen chemischen Angriffen oder chemisch-physikalischen Veränderungen. Diese könnten die Adsorptionsfähigkeit des Bolus alba in gewissem Maße geändert haben. Es liegt jedoch die Vermutung nahe, daß der Verdauungskoeffizient Fett der Versuchsperiode 2, gleich welcher Richtung solche Veränderungen des Bolus sein mögen, nicht viel von dem jetzt gefundenen Wert abweichen wird. Ein grundsätzlich qualitativer Unterschied des ausgeschiedenen Rohfettes zwischen den verglichenen Versuchsperioden 1 und 2 ist nicht nachgewiesen.

Unter diesen Einschränkungen gesehen findet demnach eine echte *Steigerung der Fettresorption durch Beifütterung von Bolus alba* statt. Ist diese gegeben, wenn auch nicht in dem analytisch bestimmten Ausmaß, so wäre damit eine *verstärkte Carotinresorption* erklärlich, da bekanntlich die Resorptionsgröße fettlöslicher Vitamine durch den Fettgehalt des Futters mitbestimmt wird. Es wäre an einen Austauschmechanismus zu denken, der so wirkt, daß Bolus alba durch Fettadsorption und damit Carotinadsorption unter gleichzeitiger Minderung der Passagegeschwindigkeit des Speisebreies eine längere Einwirkungszeit und größere Angriffsfläche für die Resorption schafft. Die größere Angriffsfläche bedeutet jedoch für das Carotin auch eine erhöhte Möglichkeit, im Darm zerstört zu werden. Der Begriff Resorption ist hier nur als technischer Ausdruck zum Bilanzversuch gebraucht worden. Tatsächlich ist es mit dieser Versuchsmethodik nicht möglich, die wirklich vom Körper aufgenommene Carotinmenge zu erfassen [12]. Es wird an anderer Stelle über die *Fettresorption bei Adsorbentienfütterung* näher berichtet werden.

IV. Rattenversuch mit Vitamin D_3

Adsorbentien beeinflussen anscheinend, wie auch aus Versuch II hervorgeht, die Resorption von mehreren Wirkstoffen gleichzeitig. Dies stört die Experimente mit wachsenden Tieren. Das Jugendwachstum erfolgt in Wachstumsschüben, die altersmäßig bedingt unaufhaltsam und gleichzeitig ernährungsmäßig steuerbar sind. Der Einfluß von Adsorbentien bei einer präparativen Vitamin D_3-Versorgung wurde aus diesen Gründen an erwachsenen Ratten studiert.

Für diesen Versuch wurden Ratten aus gleichstarken Würfen eigener Zucht verwendet, die an einem Tag geboren, 3 1/2 Monate alt waren und unter den gleichen Bedingungen aufgezogen worden waren. Die männlichen Tiere wogen zu Versuchsbeginn 250 bis 263 g, die weiblichen 185 bis 193 g. Nach neuntägiger Vorfütterung mit Haferflocken wurden die Ratten auf die in der Tabelle 12 aufgeführten Versuchsgruppen nach Gewicht und Wurfzugehörigkeit gleichmäßig verteilt.

Tabelle 12. *Einteilung der Versuchsgruppen*

Versuch	Versuchs-gruppe	Zahl der Ratten	Versuchsplan	
IV, A	1	9	Kontrolle:	Alkohol
	2	9	Vitamin D_3	
	3	9	Vitamin D_3	Aktivkohle
IV, B	1	9	Kontrolle:	Alkohol
	2	9	Vitamin D_3	
	3	9	Vitamin D_3	Aktivkohle

Während der gesamten Versuchsdauer erhielten die Tiere als einziges Nahrungsmittel *Futter-Haferflocken* folgender Zusammensetzung:

Tabelle 13. *Futter-Haferflocken*

Trockensubstanz	87,92 %
in der Trockensubstanz:	
Rohprotein	12,11 %
Rohfett	7,15 %
Rohfaser	4,12 %
N-freie Extraktstoffe	63,67 %
Rohasche	8,37 %
Calcium	0,093 %
Magnesium	0,103 %
Phosphor	0,324 %

Das Futter stand den Ratten tagsüber 12 Stunden ad libitum zur Verfügung, ebenso das Tränkwasser. Die Applikation des *Vitamin D_3* erfolgte täglich morgens nüchtern mit der Sonde per os. Es wurde in alkoholischer Lösung (0,1 cm³, Bayer) verabreicht. Die Versuchsgruppen 3 erhielten die Aktivkohle teils gleichzeitig mit der alkoholischen Vitamin D_3-Lösung, teils als wässerige Suspension (0,1 cm³) unmittelbar vor der Vitamin D_3-Gabe. Die Vitamin A-Dosen wurden 6 Stunden nach der Vitamin D_3-Applikation gegeben.

Für jedes Einzeltier erfolgte die Gewichtsermittlung täglich.

Die Ratten blieben 18 Wochen im Versuch. Die Tabelle 14 vermittelt eine Übersicht über die applizierten Vitamin- und Aktivkohle-Gaben.

Tabelle 14. *Dosierung der Vitamine und Adsorbentien*
Tagesdosen

Versuchs-woche	♂ + ♀ — Versuchsgruppen A II und B II			
	1. Kontrolle	2. Vit. D_3	3. Vit. D_3 u. Aktivkohle	
		Vitamin D_3	Vitamin D_3	Kohle
1	Ø	1000 I. E.	1000 I. E.	1 mg
2	Ø	1000 „	1000 „	1 „
3	Ø	3000 „	3000 „	1 „
4	Ø	5000 „	5000 „	1 „
5	Ø	7000 „	7000 „	1 „
6	Ø	9000 „	9000 „	1 „
7	Ø	11000 „	11000 „	1 „
8	Ø	13000 „	13000 „	1 „
9	Ø	15000 „	15000 „	1 „
10	Ø	10000 „	10000 „	1 „
	Vitamin A: 400 I. E			
	für alle Gruppen			
11	einmal wöchentlich	10000 „	10000 „	1 „
12	„ „	10000 „	10000 „	1 „
13	„ „	10000 „	10000 „	1 „
14	„ „	10000 „	10000 „	1 „
15	Ø	15000 „	15000 „	11 „
16	Ø	20000 „	20000 „	10 „
17	Ø	20000 „	20000 „	10 „
18	Ø	40000 „	40000 „	10 „

Versuchsverlauf

Die *Gewichtsentwicklung* der Versuchsgruppen ist aus den Tabellen 15, 16 und aus den Abb. 7 und 8 zu ersehen. Die angeführten Gewichtsangaben stellen das arithmetische Mittel der täglichen Einzelwägungen einer Versuchsgruppe für jede Versuchswoche dar. Die Berechnung konnte nur bis zur 14. Versuchswoche für die vollzähligen Versuchsgruppen durchgeführt werden, da von diesem Zeitpunkt ab durch toxische Einwirkung des Vitamin D_3 Todesfälle auftraten.

Tabelle 15. *Rattenversuch mit Vitamin D_3* IV A

⌀ Gewicht von je 9 ♂ Ratten

Versuchswoche	Versuchsgruppe		
	1. Kontrolle	2. Vit. D_3	3 Vit. D_3 + Aktivkohle
⌀	253,5	254,1	252,8
1	266,3	262,0	263,3
2	285,3	278,8	282,7
3	297,5	288,8	294,6
4	305,6	296,0	302,3
5	310,9	302,6	305,9
6	317,6	305,9	310,2
7	324,1	308,6	311,3
8	324,4	298,9	304,6
9	326,8	282,4	290,0
10	330,0	265,6	281,9
11	335,8	261,3	285,3
12	347,6	269,9	291,4
13	359,6	271,0	293,2
14	365,7	276,3	297,2

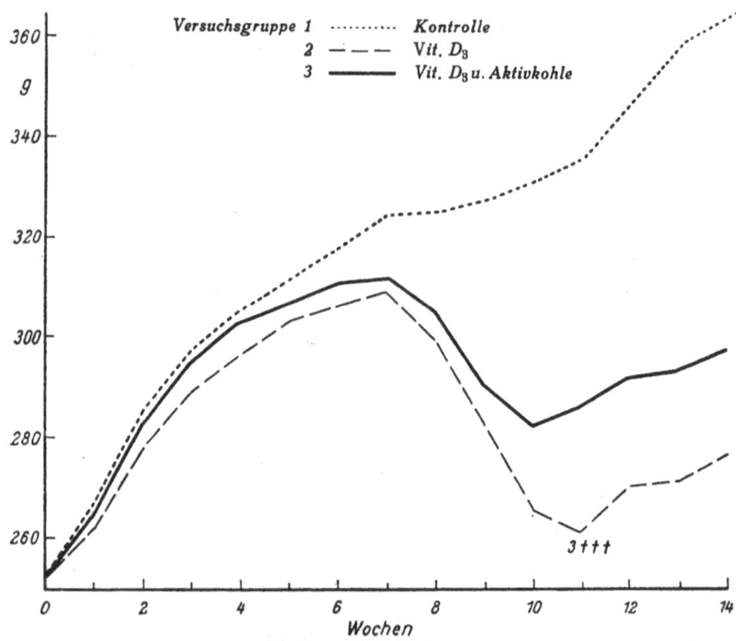

Abb. 7

Versuch IV A, je 9 ♂ Ratten

Aus Abb. 7 ist ersichtlich, daß die Versuchsgruppen *bis zur 7. Versuchswoche* bei progressiv gesteigerten Vitamin D_3-Gaben (bis 9000 I E täglich) eine gleichsinnig fortschreitende Gewichtszunahme aufweisen. Bei höherer

Dosierung des Vitamin D_3 ändert sich das Bild bald. Die Höhe der Vitamin D_3-Gaben nähert sich der toxischen Grenze, die zum Gewichtsverlust unter diesen Fütterungsbedingungen führt. Tastversuche hatten ergeben, daß Vitamin D_3-Gaben bis zu 8000 I E täglich unter diesen Fütterungsbedingungen und dieser Versuchsdauer noch keine deutlichen Gewichtsabnahmen bei den Versuchstieren hervorzurufen vermögen. Der Abfall des Körpergewichtes in den beiden Versuchsgruppen IV A, 2 und 3 ist demnach im wesentlichen durch die erhöhte Tagesdosis Vitamin D_3 (11 000 I E und mehr) für die folgenden Versuchswochen bestimmt. Dabei wird die Futteraufnahme entsprechend der Gewichtsabnahme vermindert.

Bis zur 11. Versuchswoche zeigen die beiden Versuchsgruppen IV A 1 und 2 (Vitamin D_3 mit oder ohne Aktivkohle) einen sichtlich differenten Gewichtssturz. Diese Gewichtsänderung ist bei den Einzeltieren individuell verschieden groß, jedoch gleichsinnig gerichtet, wie bereits auch anderweitig nach toxischen Dosen von Vitamin D_2 gefunden [4, 5].

Im Laufe der 11. Versuchswoche zeigten sich bei den Ratten der mit Vitamin D_3 behandelten Versuchsgruppen äußerliche Erscheinungen der *Vitamin D_3-Hypervitaminose,* während die Kontrollgruppe (IV A, 1) von diesen Zeichen frei blieb. Die Symptome glichen denen der Vitamin A-Avitaminose weitgehend. Es kam zu Nasenbluten und degenerativen Veränderungen der Augenschleimhaut. Außerdem zeigten sich besonders an den Innenflächen der vorderen Extremitäten Hautläsionen. Die Befunde traten in der Versuchsgruppe IV A, 2 (Vitamin D_3 ohne Kohle) früher und stärker in Erscheinung als in der Versuchsgruppe IV A, 3.

Die bisherigen Befunde reichten jedoch noch nicht mit Sicherheit dazu aus, eine Beeinträchtigung der Resorption des Vitamin D_3 durch Aktivkohle zu beweisen.

Zu Beginn der 12. Versuchsgruppe lagen drei Ratten der Versuchsgruppe IV A, 2 (Vitamin D_3 ohne Aktivkohle) im Sterben. Sie wurden noch vor dem Exitus getötet und die Organe der histologischen Untersuchung zugeführt. Die Ratten waren vollständig kachektisch. Die Autopsie ergab das Fehlen jeglicher abdominaler Fettdepots und äußerliche Anzeichen einer Veränderung der Nieren, Nebennieren und Hoden. Die Ergebnisse der histologischen Untersuchung werden an anderer Stelle veröffentlicht werden.

Zur Festigung der Annahme, daß Aktivkohle in der Lage ist, wesentliche Mengen Vitamin D_3 in vivo zu adsorbieren, wurde dieser Versuch zunächst mit niederen Dosen Vitamin D_3 fortgesetzt. Die Gleichsinnigkeit der Gewichtsentwicklung jedes Einzeltieres innerhalb einer Versuchsgruppe gab dazu Veranlassung. Die Gewichtsentwicklung der überlebenden Ratten der Versuchsgruppe IV A, 2 ist in Abb. 7 mit aufgenommen.

Die Verlangsamung der Gewichtszunahme ab 7. Versuchswoche in der Kontrollgruppe IV A, 1 wurde als Vitamin A-Mangel ausgelegt. Um die Überlebenszeit der Versuchsgruppen hinauszuzögern, erhielten sie von nun an (11. Woche) 6 Stunden nach der Vitamin D_3-Applikation einmal wöchentlich 400 I E Vitamin A in 0,1 cm^3 Olivenöl (Vogan). Von einer täglichen

Verabfolgung des Vitamin A wurde abgesehen, um die Beeinflussung der gesetzten Vitamin D_3-Hypervitaminose durch im Öl enthaltene Fettsäuren [4] weitgehend auszuschließen. Außerdem sollte diese Vitamin A-Gabe dem Einfluß größerer Adsorbensmengen entzogen werden. Der 6-stündige Abstand von der Verabreichung des Adsorbens dürfte als ausreichend für die Vermeidung einer Einwirkung der morgendlichen Aktivkohlegabe auf das zugeführte Vitamin A angesehen werden. Da nach WITH [12] mehr als 25 I E Vitamin A gegeben wurden, ist anzunehmen, daß die Ratten in der Lage waren, wenigstens einen Teil des Vitamin A zu speichern.

Die Senkung der Vitamin D_3-Dosis und die Zuführung von Vitamin A leitet dann mit Beginn der *10. bis 11. Versuchswoche* für die Versuchstiere eine *Erholungsphase* ein. Beide mit Vitamin D_3 versehene Versuchsgruppen erholen sich fast gleichmäßig. Die bestehende Differenz im Körpergewicht zwischen den Gruppen IV A, 2 und 3 bleibt jedoch im wesentlichen bestehen und ist für die Versuchsgruppe IV A, 2 nicht auf die drei Todesfälle zurückzuführen. Die Kontrollgruppe IV A, 1 zeigt unter dem Einfluß der Vitamin A-Zufuhr wieder eine verstärkte Gewichtszunahme.

Die Erholung der Ratten schreitet schnell fort. Es kommt in der Versuchsgruppe mit Aktivkohlefütterung bei der Majorität der Tiere zuerst zum Verschwinden des Syndroms der Hypervitaminose D_3. Mit Beginn der 15. Versuchswoche blieben nur noch schwach erkennbare Symptome der Vitamin D_3-Hypervitaminose zurück. In der 14. Versuchswoche verendete jedoch aus der Versuchsgruppe IV A, 2 (Vitamin D_3 ohne Aktivkohle) ein weiteres Tier.

Bis hierher sind 4 letale Abgänge in der Gruppe IV A, 2 zu verzeichnen, während die Versuchsgruppe IV A, 3 (Vitamin D_3 mit Aktivkohle) keine Todesfälle aufzuweisen hatte. Damit dürfte der schützende Einfluß der Aktivkohle gegen die Vitamin D_3-Intoxikation beginnen, sich deutlich abzuzeichnen.

Die Vitamin A-Zufuhr wurde mit Beginn der 15. Versuchswoche eingestellt und gleichzeitig die Vitamin D_3-Applikation auf 15 000 I E erhöht und laufend weiter gesteigert. Diese Phase des Versuches soll nach Beschreibung des Versuchsverlaufes für die weiblichen Tiere behandelt werden.

Tabelle 16. *Rattenversuch mit Vitamin D_3* IV B

Ø Gewicht von je 9 ♀ Ratten

Versuchswoche	Versuchsgruppe		
	1. Kontrolle	2. Vit. D_3	3. Vit. D_3 + Aktivkohle
Ø	190,0	190,5	190,2
1	207,6	198,4	196,5
2	212.9	208,2	204.0
3	219 1	212,9	209,0
4	222,5	218,9	213,4
5	223,6	220,9	216,2
6	224,1	217,0	219,5
7	226,3	206,5	222.6
8	229,1	197,4	223,8

Die weiblichen Ratten der Gruppe IV B erfuhren dieselbe Behandlung wie die männlichen Tiere des Versuches IV A. Sie waren mit letzteren gleichaltrig und stammten von denselben Müttern.

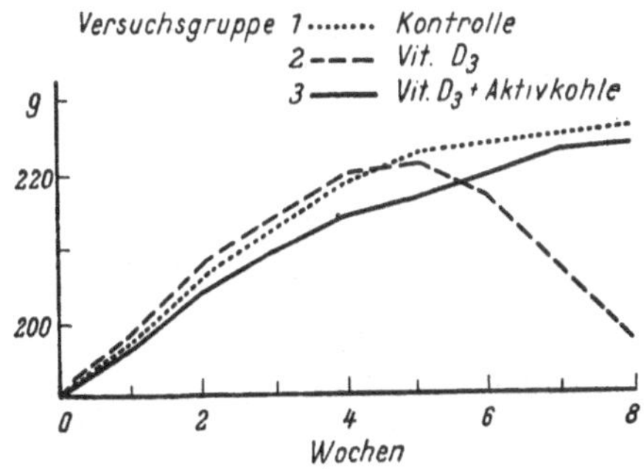

Abb. 8

Versuch IV B, je 9 ♀ Ratten

Bereits in der 6. Versuchswoche (Abb. 8) zeigten sich Unterschiede in der Entwicklung des Durchschnittsgewichtes zwischen den einzelnen Versuchsgruppen, die bis zur achten Versuchswoche sich stetig vergrößerten. Die Versuchsgruppe IV B, 2 (Vitamin D_3 ohne Aktivkohle) weist gegenüber den andern beiden Versuchsgruppen eine deutlich fallende Tendenz des Körpergewichtes auf. Die Versuchsgruppe IV B, 3 (Vitamin D_3 mit Aktivkohle) zeigt der Kontrollgruppe entsprechend von dieser kaum abgrenzbar eine steigende Zunahme des durchschnittlichen Körpergewichtes.

Am Ende der achten Versuchswoche wurden aus jeder Gruppe 4 Ratten getötet und der Organuntersuchung zugeführt. Die restlichen weiblichen Tiere wurden wie die männlichen Ratten bis zum Versuchsende weiterbehandelt.

Die Autopsie der getöteten weiblichen Ratten führte zu folgendem Ergebnis: Die Tiere der Versuchsgruppe IV B, 2 (Vitamin D_3 ohne Aktivkohle) zeigten makroskopisch eine weitgehend vollständige Erschöpfung der abdominalen Fettdepots, während die Ratten der anderen Versuchsgruppen über reichlich gefüllte Fettdepots verfügten. Die Unterschiede waren so hervortretend, daß eine analytische Untersuchung sich erübrigte. Die Untersuchung der *Lebern auf ihren Gesamtlipoidgehalt* ergab für die einzelnen Gruppen folgende Durchschnittswerte: Versuchsgruppe IV B, 1 11,52% Gesamtlipoid in der Trockensubstanz, Versuchsgruppe IV B, 2 9,41% Gesamtlipoid in der Trockensubstanz, Versuchsgruppe IV B, 3 11,33% Gesamtlipoid in der Trockensubstanz. Der Gesamtlipoidgehalt der Lebern der Versuchsgruppe IV B, 2 (Vitamin D_3 ohne Aktivkohle) ist demnach gegenüber denjenigen der anderen Versuchsgruppen gesenkt, was auf einen sehr weitgehenden Abbau der Körperfettdepots hinweist.

Die *chemisch-analytische* Untersuchung der Knochen der hinteren Extremitäten führte zu Werten, die voneinander nur sehr geringfügig abwichen und zur Beurteilung eines unterschiedlichen Verhaltens der Versuchsgruppen nicht herangezogen werden konnten. Immerhin deutet der *röntgenologische Befund* (Abb. 9) auf Unterschiede zwischen den Versuchsgruppen hin, die sich histologisch evtl. auswerten lassen. Die Mineralisierung des distalen Femurkopfes sowie die Ausbildung der Tibia-Epiphyse deuten auf lokalisiert verschiedene Verknöcherung bzw. Demineralisierung hin.

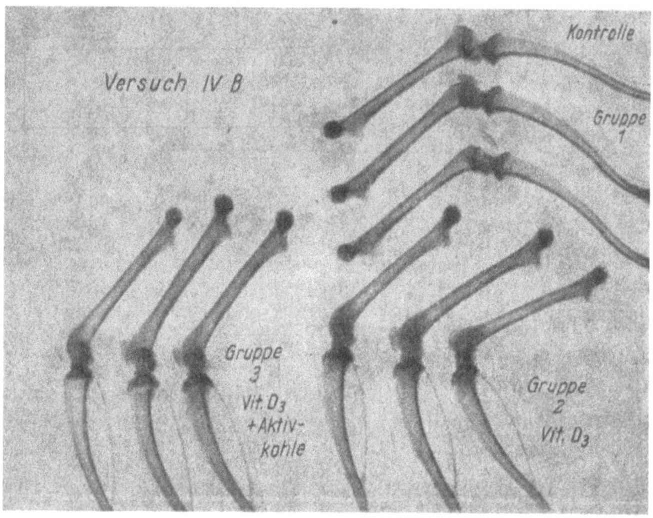

Abb. 9
Siehe Text

Diese Untersuchungen wurden an den jeweils leichtesten weiblichen Ratten der drei Versuchsgruppen vorgenommen.

In der *Endphase des Versuches* wurden ab der 14. Versuchswoche die Vitamin D_3-Dosen und Aktivkohlegaben gemäß Tabelle 14 erhöht. Danach traten in den Versuchsgruppen 2 und 3 stärkere Gewichtsstürze auf, die gegen Ende des Versuches zu einer erhöhten Letalität führten.

Tabelle 17. *Sterblichkeit während der gesamten Versuchsdauer*

Versuchsgruppe	Zahl der Tiere	Zahl d. Todesfälle
1. Kontrolle	14	Ø
2. Vit. D_3	14	6
3. Vit. D_3 + Aktivkohle	14	1

Gemäß Tabelle 17 ist die Versuchsgruppe 2 (Vitamin D_3 ohne Aktivkohle) infolge der Vitamin D_3-Hypervitaminose am stärksten beeinflußt.

Die überlebenden Tiere wurden zum Versuchsende getötet.

Der makroskopische Befund der Organe läßt Unterschiede im Grad der Schädigung zwischen den Versuchsgruppen 2 und 3 vermuten. Besonders deutlich trat der Unterschied zwischen diesen Versuchsgruppen hinsichtlich des abdominalen Fettdepots hervor. Die Ratten der Versuchsgruppen 2 (Vitamin D_3 ohne Aktivkohle) verfügten nur über ein sehr geringes Fettdepot, die der Versuchsgruppen 1 und 3 über ein reichlicheres. Die mit Vitamin D_3 behandelten Ratten zeigten eine äußerliche Veränderung der Nieren, in der Gruppe 2 oftmals eine Hypertrophie der Nebenniere und eine Atrophie der Ovarien und Hoden.

Tabelle 18. *Tibia-Analyse der überlebenden Ratten*

Versuchsgruppe	Ø Gewichtsänderung, Bezug: 16. Versuchswoche %	Tibia				
		Trockensubstanz	In der Frischsubstanz		In der Trockensubstanz	
		%	Ca %	P %	Ca %	P %
1. Kontrolle	1,19	72,38	16,08	7,77	22,21	10,74
2. Vit. D_3	— 11,65	70,60	14,01	6,85	19,84	9,70
3. Vit. D_3 + Aktivkohle	— 3,71	67,66	13,92	6,59	20,57	9,74

Tabelle 18 enthält die durchschnittliche Gewichtsänderung der Ratten während der letzten 14 Tage des Versuches. Diese Gewichtsänderungen sind zwischen den Versuchsgruppen signifikant unterscheidbar. Den stärksten Gewichtsabfall zeigt die Versuchsgruppe 2 (Vitamin D_3 ohne Aktivkohle). Die chemisch-analytischen Daten der Tibia lassen deutlich die unter dem Einfluß der Vitamin D_3-Hypervitaminose stattfindende Demineralisierung des Skelettes erkennen. Es handelt sich hier nur um die überlebenden Tiere. Die bestehenden Unterschiede im Mineralstoffgehalt der Tibia können erst im Zusammenhang mit den histologischen Befunden gedeutet werden. Immerhin ist zu entnehmen, daß der Kräfteverfall der erwachsenen Ratten bei der Vitamin D_3-Hypervitaminose, teils verursacht durch geringere Nahrungsaufnahme, wesentlich schneller vonstatten geht als die Demineralisierung des Skelettes, die auch bei den widerstandsfähigsten Ratten der Versuchsgruppe 2 noch stärker ist als bei denjenigen der Versuchsgruppe 3.

Versuchsergebnis

Aktivkohle hemmt die Vitamin D_3-Resorption, wie sich aus den Gewichtsänderungen und der Mortalität erwachsener Ratten bei Verabreichung von hohen Dosen Vitamin D_3 ergibt.

In den folgenden Versuchen sollte überprüft werden, ob bei erwachsenen Ratten auch während einer relativ kurzen Untersuchungszeit aus Körpergewichtsveränderungen Schlüsse auf die Wirkung von Adsorbentien per os bei der toxisch wirkenden Vitamin D_3-Applikation gezogen werden können.

V. Rattenversuch mit Vitamin D_3

Zu diesem Versuch dienten männliche Ratten eigener Zucht, die bis zum Versuchsbeginn unter gleichen normalen Bedingungen aufgezogen wurden. Die

Tiere erhielten drei Wochen vor Versuchsbeginn die in Tabelle 20 angeführte Versuchsdiät. Dann wurden aus 35 Ratten entsprechend ihrer täglich kontrollierten Gewichtsentwicklung folgende Versuchsgruppen gebildet:

Tabelle 19. *Einteilung der Versuchsgruppen*

Versuchsgruppe	Zahl der Ratten	Versuchsplan
1	9	Aktivkohle
2	9	Kontrolle: Sand
3	10	Bolus alba

Die Versuchsdiät hatte folgende Zusammensetzung:

Tabelle 20. *Futterzusammsetzung*

Kasein	18 g	Trockensubstanz	90,57 %
Kartoffelwalzmehl	57 g	*in der Trockensubstanz:*	
Futterhefe	5 g	Rohprotein	21,87 %
Kokosfett	15 g	Rohfett	17,16 %
Salzgemisch (Mc. Collum Nr. 185)	5 g	Rohfaser	1,41 %
		N-freie Extraktstoffe	52,04 %
		Rohasche	7,52 %
		Erdalkalität	—30,41

Kalzium 0,5415 %, Magnesium 0,1970 %, Phosphor 0,7614 %

Dem Versuchsfutter waren entsprechend dem in der Gruppeneinteilung angegebenen Versuchsplan jeweils 5% Aktivkohle, Sand oder Bolus alba beigemengt. Die Sand-Ergänzung der Versuchsdiät für die Kontrollgruppe 2 erfolgte zum Zwecke der Aufrechterhaltung der Nährstoffkonzentration gegenüber den anderen Versuchsdiäten. Das Futter stand den Ratten tagsüber 12 Stunden zur freien Verfügung. Die Applikation der Vitamine wurde mit der Sonde morgens nüchtern wie in Versuch IV vorgenommen. Die Tiere wurden täglich einzeln gewogen.

Versuchsverlauf

Die Versuchsdauer betrug 30 Tage. Die Versuchsanordnung ist aus folgender Zusammstellung zu entnehmen:

Tabelle 21. *Versuchsplan*

Versuchs-periode	Tage	I. E. Vit. D_3	mg Adsorbens zur Vitamin D_3-Gabe	I. E. Vit. A
1	6	20 000	—	100
2	8	—	—	zweimal
3	6	20 000	20 in H_2O	wöchentlich
4	10	4 000	10	

Die Entwicklung des durchschnittlichen Körpergewichtes der Ratten aus den einzelnen Versuchsgruppen berechnet aus dem arithmetischen Mittel der täglichen Einzelwägungen dreier aufeinanderfolgender Tage ist in Tabelle 22 und Abb. 10 festgehalten.

Tabelle 22. *Rattenversuch mit Vitamin D_3*
⌀ Gewicht von je 9 bis 10 ♂ Ratten

Tag	Versuchsgruppe		
	1. Aktivkohle	2. Kontrolle	3. Bolus alba
0	208,7	208,1	209,1
3	204,7	197,5	193,2
6	182,2	171,3	172,7
9	175,8	174,5	164,2
12	190,7	193,0	173,2
15	202,6	209,8	187,0
18	198,0	197,3	182,0
21	178,3	175,4	162,7
24	178,6	169,1	153,7
27	195,1	174,2	151,1

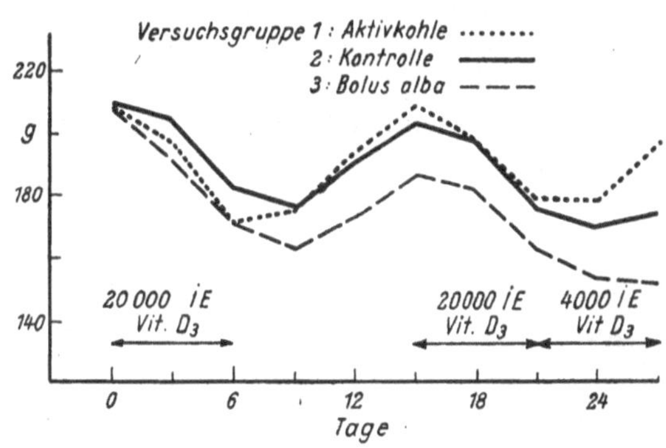

Abb. 10
Versuch V, je 9—10 ♂ Ratten

Wie aus Abb. 10 ersichtlich, ist es möglich, auch durch kurzfristige Gaben von toxisch wirkenden Dosen Vitamin D_3 einen Gewichtssturz bei Ratten auszulösen. Schon nach 6-tägiger Applikation von täglich 20 000 I E Vitamin D_3 fiel das Körpergewicht der Versuchstiere beträchtlich ab. Am stärksten betroffen wurde die Versuchsgruppe 3 (Bolus alba), während die Versuchsgruppe 1 (Aktivkohle) am wenigsten beeinflußt wurde. Nach der Versuchsanordnung folgte eine Erholungsphase von 8 Tagen, während der die Tiere bis auf diejenigen der Versuchsgruppe 3 ihr Ausgangsgewicht annähernd wieder erreichten Die erneute Verabreichung von täglich 20 000 I E Vitamin D_3 pro Ratte während 6 Tagen, ergänzt durch geringe Adsorbensmengen in wässeriger Aufschwemmung, die unmittelbar nach der Vitamin D_3-Gabe verabreicht wurden, führten zu einem der ersten Versuchsperiode ähnlichen Gewichtssturz. Die dann folgende Applikation von 4000 I E Vitamin D_3 pro Ratte täglich war nicht wirksam genug, um einen weiteren Gewichtsabfall auszulösen. Sie leitete lediglich eine langsame Erholungphase ein. Hierbei tritt ein differentes Verhalten der Versuchsgruppen hinsichtlich ihrer Erholung auf.

Die schon in der ersten Phase des Versuches am stärksten betroffene Versuchsgruppe 3 (Bolus alba) erweist sich auf Grund ihrer geringen Erholungstendenz auch hier als am stärksten geschädigt, während die Versuchsgruppe 1 (Aktivkohle) den schnellsten Erholungsverlauf zeigt.

Die Versuchsdurchführung war auf den schnellen Ablauf einer erkennbaren toxischen Schädigung abgestimmt, um so weit wie möglich die Beeinflussung der Gewichtsentwicklung durch Faktoren auszuschließen, die bei längerer Versuchsdurchführung mitbestimmend für den Versuchsverlauf sein können. Es ist bekannt, daß die Vitamin D_3-Hypervitaminisierung bei Ratten zum Appetitverlust führt. Dem obigen Versuchsverlauf entsprechend war auch der Futterverzehr der Versuchstiere. Bis zu Versuchsbeginn wurden innerhalb von 8 Tagen pro Tier und Tag in allen Gruppen ca. 15,3 g Futter täglich verzehrt. Während des Versuches nahmen die Ratten der Versuchsgruppe 1 (Aktivkohle) 13,2 g Futter pro Tag, die der Gruppe 2 (Sand) 8,6 g und die der Gruppe 3 (Bolus alba) nur 7 g Futter durchschnittlich auf. Der unterschiedliche Futterverzehr führte, wenn vielleicht auch nicht ausschließlich, zu den Gewichtsveränderungen. Innerhalb des Versuches verliefen Futterverzehr und Gewichtsentwicklung annähernd gleichsinnig.

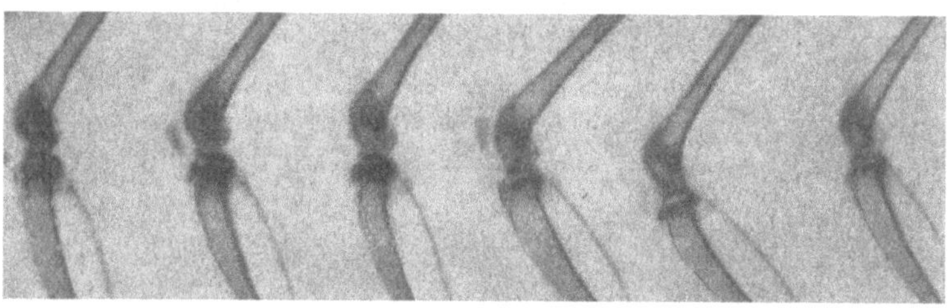

Abb. 11. *Kniegelenk.* Positiv einer Röntgenaufnahme

Nr. 1 bis 3 Versuchsende
Nr. 4 bis 6 Versuchsbeginn

Die Tiere wurden am Ende des Versuches getötet und Niere und Herz histologisch auf Verkalkungen untersucht. Verkalkungen der Organe waren nicht nachzuweisen. Makroskopisch erschienen die Nieren der Versuchsgruppen 2 und 3 heller und leicht verfärbt im Vergleich mit denjenigen der Versuchsgruppe 1. Unverkennbar unterschiedlich war der Zustand der abdominalen Fettdepots zwischen den Versuchsgruppen. Die Ratten der Versuchsgruppe 1 wiesen noch gefüllte Fettdepots auf, während die Tiere der Versuchsgruppen 2 und 3 nicht oder kaum über solche verfügten.

Die chemisch-analytische und röntgenologische Untersuchung der Knochen der hinteren Extremitäten führte zu Ergebnissen, die eine Klassifizierung der Versuchsgruppen nicht ermöglichten. Die Röntgenaufnahme Abb. 11 zeigt jedoch deutlich, daß sich als Folge der Vitamin D_3-Hypervitaminose nicht nur Appetitverlust während dieser relativ kurzen Versuchszeit einstellt, sondern bereits Mineralisierungsänderungen im Skelett auftreten.

In Abb. 11 ist das Kniegelenk von zu Versuchsbeginnn annähernd gleich schweren Ratten festgehalten. Die Knochen Nr. 1 bis 3 und 4 bis 6 stammen von je einer Ratte aus den verschiedenen Versuchsgruppen. Zu Versuchsende sind unter dem Einfluß des Vitamin D_3 die Knochen im Vergleich mit den Knochen zu Versuchsbeginn deutlich verstärkt mineralisiert.

Versuchsergebnis

Unter den oben beschriebenen Versuchsbedingungen *hemmt Aktivkohle in vivo die Resorption von Vitamin D_3 in toxischen Dosen,* wie aus den Gewichtsveränderungen der Ratten geschlossen werden kann. Der Gewichtsverlust innerhalb einer Versuchsgruppe wird infolge der Vitamin D_3-Hypervitaminose von einer verstäkten Mineralisierung des Skeletts begleitet. *Bolus alba* scheint die Resorption des Vitamin D_3, wie sich aus dem Vergleich mit der Kontrollgruppe ergibt, nicht zu hemmen, sondern zu fördern und damit die toxische Wirkung des Vitamins zu verstärken. In einem anderen Sinne sind die Versuchsergebnisse schwerlich zu deuten. Die die Toxizität des Vitamin D_3 hemmenden bekannten Faktoren (ungesättigte Fettsäuren, Vitamin A) dürften kaum für das Verhalten des Bolus alba hinsichtlich des Versuchsergebnisses von Bedeutung sein, da der Versuch relativ kurzfristig durchgeführt, ungesättigte Fettsäuren in der Diät nicht in wesentlichen Mengen enthalten sind und das Vitamin A in relativ hohen Einzeldosen verabreicht wurde.

VI. Rattenversuch mit Vitamin D_3

Die experimentelle Durchführung des Rattenversuches VI gleicht derjenigen des Versuches V weitgehend.

Das Tiermaterial bestand aus gleichaltrigen erwachsenen weiblichen Ratten eigener Zucht im Gewicht von ca. 220 g. Das Versuchsfutter war dasselbe wie im Versuch V.

Die Einteilung der Versuchsgruppen ergibt sich aus folgender Übersicht:

Tabelle 23. *Einteilung der Versuchsgruppen*

Versuchsgruppe	Zahl der Ratten	Versuchsplan
1	9	Aktivkohle
2	9	Kontrolle: Sand
3	9	Bolus alba

Versuchsverlauf

Der Rattenversuch VI dauerte 30 Tage. Die Versuchsanordnung ist aus folgender Zusammenstellung zu entnehmen:

Tabelle 24. Versuchsplan

Versuchsperiode	Tage	I. E. Vitamin D_3
1	6	20 000
2	9	Ø
3	7	12 000
4	6	6 000
5	3	Ø

In Tabelle 25 und Abb. 12 sind die durchschnittlichen Gewichte der Ratten aus den einzelnen Versuchsgruppen nach der in Versuch V angeführten Berechnungsart enthalten.

Tabelle 25. *Rattenversuch mit Vitamin D_3*
Ø Gewicht von je 9 ♀ Ratten

Tag	Versuchsgruppe		
	1. Aktivkohle	2. Kontrolle	3. Bolus alba
0	227,3	227,4	227,8
3	223,1	223,5	222,8
6	201,0	204,1	202,4
9	182,5	187,7	182,9
12	189,1	196,9	190,2
15	211,4	222,5	208,8
18	216,8	220,7	209,5
21	203,1	201,2	194,5
24	194,2	188,3	183,4
27	192,8	184,9	183,5
30	205,1	193,7	190,5

Dieser Versuch gleicht in der Anlage im wesentlichen dem Rattenversuch V. Lediglich die Dosierung des Vitamin D_3 wurde in der zweiten Versuchsphase geändert und die Vitamin A-Verabreichung eingestellt. Entsprechend dieser Versuchsanlage ist auch die Ähnlichkeit der Gewichtsentwicklung mit der des Versuches V (Abb. 10) zu erklären.

Auch hier wird durch kurzfristige hohe Vitamin D_3-Gaben ein Gewichtssturz bei den Ratten ausgelöst, der nach den täglichen Wägungsergebnissen mit hervortretender Gleichmäßigkeit innerhalb der Gruppe und des Gesamtversuches verläuft.

Die einleitende Versuchsphase mit 20 000 I E Vitamin D_3 zeigt einen verhältnismäßig gleichsinnig verlaufenden Gewichtssturz in allen drei Versuchsgruppen. In der Erholungsphase vom 6. bis zum 15. Tage des Versuches findet man wieder die Ähnlichkeit der Gewichtsentwicklung mit der des Versuches V. Die Versuchsgruppe 2 (Kontrolle: Sand) zeigt eine starke Erholungstendenz, während diese bei der Gruppe 1 (Aktivkohle) und besonders bei der Gruppe 3 (Bolus alba) geringer ist. Während der Entwicklungsphase mit nur 12 000 I E Vitamin D_3 und der nicht im Sinne einer Gewichtsverminderung wirkenden Dosis von 6000 I E Vitamin D_3 anschließend daran tritt, wenn auch im Vergleich mit dem Versuch V verzögert, eine stärkere Schädigung der Versuchsgruppe 3 (Bolus alba) und der Versuchsgruppe 2 (Kontrolle) gegenüber der Versuchsgruppe 1 (Aktivkohle) auf. Der Futterverzehr stand zur Gewichtsentwicklung im entsprechenden Verhältnis.

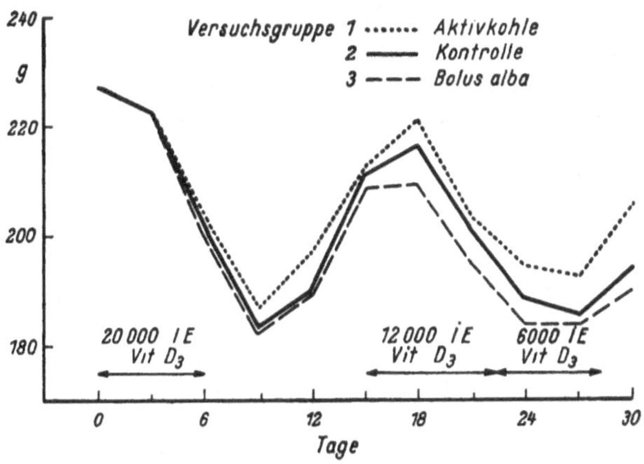

Abb. 12

Versuch VI, je 9 ♀ Ratten

Versuchsergebnis

Das Versuchsergebnis gleicht dem des Versuches V weitgehend und berechtigt zu denselben Schlüssen.

Diskussion und Zusammenfassung

Die vorliegenden Versuche befassen sich mit der Art der Beeinflussung von Wirkstoffen durch Adsorbentien während der Passage des Verdauungsweges. Sie dienen als Vorversuche für das Studium der Beeinflussungsmechanismen von Adsorbentien an größeren Tieren.

Die Adsorptionsgröße ist von vielen Faktoren chemisch-physikalischer Natur abhängig und unterliegt im Verdauungstraktus infolge verschiedener Milieuänderungen mannigfaltigen Wandlungen, die nicht zuletzt durch die Futterart bedingt sind. Deshalb würde eine in vivo-Prüfung von Adsorbentien stets nur für einen *Spezialfall* gültige Ergebnisse erzielen können, die von den Faktoren Tierart, Futterzusammensetzung und Adsorbensmenge abhängig sind. Schon allein die beiden ersten Faktoren, Tier und Futter, lassen eine ungeheure Zahl von Kombinationen zu, von der zumindest eine sehr große Kombinationszahl auch praktische Bedeutung hat.

Ist es schon in vitro nicht ohne weiteres möglich, die mit einer einzigen Methode erfaßte Adsorptionsgröße eines Adsorbens auf ein anderes System zu übertragen, so scheint dies für eine Prüfung beim Tier unter natürlichen Haltungsbedingungen fast unmöglich. Immerhin scheint es doch wünschenswert, eine wenigstens richtunggebende in vivo-Testmethode per os zur Messung der Adsorptionsgröße für den Vergleich verschiedener Adsorbentien zu haben. Diese Methode müßte möglichst auf einem einseitig auf das Adsorbendum reagierenden Organ, weitgehend unabhängig von sonstigen Auswirkungen des Adsorbens auf andere beeinflussende Faktoren, fußen. Hierzu scheint sich folgende Methode gut zu eignen:

I. An männlichen Italienerküken wurde festgestellt, daß bei geeigneter Dosierung Aktivkohle per os in der Lage ist, die geschlechtsumstimmende Wirkung von verfüttertem Diäthyldioxystilben weitgehend zu unterbinden. Die bekannte Hemmung der Kammentwicklung der Küken bietet einen leicht faßbaren Maßstab für die Aktivitätsbestimmung der Kohle in vivo. Unter den angegebenen Versuchsbedingungen ist eine Beeinflussung des Körpergewichtes der Versuchstiere nicht zu verzeichnen.

Adsorbentien werden für jeden Stoff auch in vivo eine spezifische Adsorptionsgröße haben und demnach aus einem Stoffgemisch bedingt selektiv adsorbieren. Wir wissen, daß die physiologische Wirkung einer Ration nicht nur abhängig von der Art der zugeführten Nähr- und Wirkstoffe ist, sondern auch von dem Mengenverhältnis dieser Stoffe zueinander bestimmt wird. Bei Vitaminen, die hier zunächst am stärksten interessieren, besteht oftmals ein antagonistischer oder synergistischer Wirkungszusammenhang. Die Störung der Korrelation der Vitamine in der Nahrung kann daher zu einer verstärkten oder verminderten physiologischen Wirksamkeit eines Faktors bei gleich hoher Dosierung führen.

II. An wachsenden Ratten wurde bei einer Vitamin A-armen Diät festgestellt, daß bei Aktivkohlefütterung die Wachstumsintensität während der ersten Wochen nach der Entwöhnung im Vergleich mit den Kontrollen gehemmt ist. Tägliche Gaben von 1,2 I E Vitamin A pro Tier bleiben bei Aktivkohlefütterung ohne Wirkung. Bolus alba beeinträchtigt die Vitamin A-Resorption im Vergleich mit den Kontrollen nicht. Mit beginnender Geschlechtsreife der Ratten und nach Einstellung der Vitamin A-Zufuhr übertrifft in der Versuchsfolge die Wachstumsintensität der mit Aktivkohle gefütterten Tiere die der Kontrollen. Es ist nicht ausgeschlossen, daß durch adsorptive Bindung von das Wachstum beeinflussenden Faktoren im Sinne einer Korrelationsstörung neben dem hormonal bedingten natürlichen Wachstumsschub dieses Versuchsergebnis teilweise hervorgerufen wurde. Bolus alba-Beifütterung zeigte unter diesen Versuchsbedingungen keinen von den Kontrollen stark abweichenden Einfluß auf die Wachstumsintensität der Ratten.

Es ist auch daran zu denken, daß Adsorbentien während der Passage der Verdauungswege Wirkstoffe durch Adsorption labil auf eine große Oberfläche verteilen und so der Resorption leichter zugänglich machen oder im verstärkten Maße zerstörenden Einflüssen aussetzen.

III. In einem Carotin-Bilanzversuch mit Hammeln wurde gefunden, daß bei Bolus alba-Beifütterung zu Troblako wesentlich geringere Mengen Carotin mit dem Kote ausgeschieden wurden als im Grundversuch ohne Bolus-Gaben. Die Ausscheidung von Rohfett war nach Bolus-Beifütterung ebenfalls herabgesetzt. Nach indirekter Berechnung der Rohfettmenge, die bei der Ätherextraktion des Bolus alba enthaltenden Kotes nicht erfaßt wird, verblieb eine verminderte Rohfettausscheidung und damit ein höherer Verdauungskoeffizient für Rohfett als der im Grundversuch gefundene. Die Annahme einer verstärkten Carotin-Resorption bei Bolusfütterung auf Grund dieses Versuchsergebnisses scheint nicht abwegig, wenn man von einer möglichen verstärkten Zerstörung des Carotins im Darm durch Bolus alba-Einwirkung absieht.

Zwischen Aktivkohlen und Kaolinen scheint wie in vitro auch in vivo ein wesentlicher Wirkungsunterschied zu bestehen.

IV.—VI. Versuche mit erwachsenen Ratten, denen durch toxische Dosen von Vitamin D_3 das Syndrom der Vitamin D_3-Hypervitaminose gesetzt wurde, zeigten ein unterschiedliches Verhalten beim Einsatz von Aktivkohle und Bolus alba. Grundsätzlich war Aktivkohle per os in der Lage, die Resorption von Vitamin D_3 zu vermindern, wie sich aus der Mortalität und den Gewichtsänderungen der Versuchstiere ergab. Damit ist die resorptionshemmende Wirkung der Aktivkohlen auch für Vitamin D_3 gegeben. Die mit Bolus alba gefütterten Ratten reagierten im Vergleich mit Kontrollen in verstärktem Maße auf toxische Dosen Vitamin D_3. Da diese Experimente mit und ohne Vitamin A-Zufuhr durchgeführt wurden und bei gleicher Futterlage dasselbe Ergebnis zeitigten, kann man hier eine resorptionssteigernde Wirkung des Bolus alba für Vitamin D_3 annehmen. Inwieweit diese Annahme durch Korrelationsstörungen mehrerer das Syndrom der Vitamin D_3-Hypervitaminose beeinflussende Faktoren bedingt ist, läßt sich noch nicht mit Sicherheit feststellen. Das Ergebnis der histologischen Untersuchungen zu diesem Versuchsteil wird mit korrespondierenden Versuchsergebnissen an anderer Stelle veröffentlicht werden.

Literaturverzeichnis

[1] ALMQUIST, H. J., u. D. ZANDER, Proc. Soc. exp. Biol. Med., *45*, 303 (1940).
[2] BRUNE, H., Arch. f. Tierernähr., *2*, 100 (1952).
[3] CAILLEAU, R., u. J. ADRIAN, Bull. Soc. scientif. Hyg. alim., *36*, 114 (1948).
[4] CHEVALLIER, A., u. C. LAUSECKER, Extr. d. Comptes rend. d. séances d. l. Soc. d. Biol., *144*, 1412 (1950).
[5] GLANZNER, E., u. G. M. BRIGGS, Poultry Sc., 27, 462 (1948).
[6] GRIFFITHS, M., u. F. G. YOUNG, J. Endokrin., *3*, 96 (1942).
[7] KUHN, R., u. H. BROCKMANN, Hoppe-Seylers Ztschr., *206*, H. 1 u. 2 (1932).
[8] LENKEIT, W., u. M. BECKER, Praktikum der Ernährungsphysiologie der Haustiere, Göttingen.
[9] SHERMAN, H. C., u. H. K. STIEBELING, J. of Biol. Chem., *88*, 683 (1930).
[10] THOENES, F., Jahr. f. Kinderheilk., 1, 131 (1931).
[11] VEVERS, H. G., Endeavour, *X*, *40*, 183 (1951).
[12] WITH, T. K., Vit. u. Horm., *2*, 371 (1942).

Aus dem Institut für Tierernährung (Dir.: Prof. Dr. Dr. WÖHLBIER)
und dem Institut für Tierheilkunde (Dir.: Prof. Dr. FROMMHERZ)
der Landwirtschaftlichen Hochschule Hohenheim

A. ORTH und F. MOHR

FÜTTERUNGSVERSUCHE AN JUNGRINDERN MIT STARK BLAUSÄURE ABSPALTENDEN LEINRÜCKSTÄNDEN

I. Einleitung

Die Leinpflanze (linum usitatissimum) enthält in ihren verschiedenen Teilen, insbesondere im Samen, das Blausäure abspaltende Glykosid Linamarin (1884 von JORRISSEN entdeckt). Dieses Glykosid wird unter Einwirkung eines Fermentes (Linase) durch Hydrolyse in Traubenzucker, Blausäure und Aceton gespalten.

Die Blausäure in reiner Form ist als eines der stärksten Gifte bekannt. So wird angegeben, daß 50 mg einen großen Hund oder daß 500—1000 mg ein Pferd töten. Die tödliche Dosis für einen erwachsenen Menschen soll bei 60 mg liegen.

Die Leinsamen und ihre Rückstände, wie Leinkuchen und Leinextraktionsschrote, sind als ein hervorragendes Futtermittel für unsere landw. Nutztiere bekannt. Ihr Futterwert ist nicht allein durch den Nährstoffgehalt begründet, er beruht vielleicht noch in stärkerem Maße auf der diätetischen Wirkung. Aus diesem Grunde werden diese Futtermittel verstärkt zur Aufzucht von Jungtieren herangezogen. Als unliebsame Beigabe spalten nun diese ausgezeichneten Futtermittel Blausäure ab. Mit dieser Tatsache tritt ein ganzer Fragenkomplex auf, der schon seit Jahrzehnten von Zeit zu Zeit die Gemüter bewegt. Die Kernfrage ist die, ob überhaupt die vom Lein und seinen Produkten abgespaltene Blausäure für unsere Nutztiere eine Gefahr darstellt. Trifft dies zu, so ist zu überlegen, wie dieser Gefahr zu begegnen ist und inwieweit die Zulassung und der Vertrieb dieser Produkte unter Festlegung einer oberen Grenze des Blausäuregehaltes behördlich geregelt werden soll.

Die Angaben in der Literatur über die Schädlichkeit blausäureabspaltender Leinprodukte differieren stark. Eingehende Untersuchungen wurden in der Schweiz 1925 von DUSSERRE und A. STETTBACHER [2] durchgeführt. Es heißt dort: „Zusammenfassend können wir aus den Erfahrungen der landwirtschaftlichen Praxis, den Auskünften der Spezialisten und den selbstgemachten Feststellungen Folgendes schließen: Obschon Leinkuchen ein Glykosid enthält, das Blausäure entwickeln kann, sind die beim Vieh mit Sicherheit festgestellten Vergiftungsfälle außerordentlich selten."

Bei verschiedenen im Schrifttum aufgeführten Vergiftungsfällen ist oft nicht eindeutig zu erkennen, ob tatsächlich das Leinprodukt die Ursache war.

Die Beschreibung der Symptome läßt u. U. Rückschlüsse zu. So ist z. B. der von ISNARD [5] beschriebene Fall typisch. Nach Verabfolgung eines Leinkuchentrankes, der 24 Stunden vorher mit warmem Wasser angesetzt war, erkrankten 15 Minuten später 3 Jungrinder, von denen 2 infolge Blausäurevergiftung verendeten. Dagegen dürfte es sich bei dem von LACOUR [7] beschriebenen Fall wohl kaum um eine reine Blausäurevergiftung gehandelt haben; es mußten von 6 Jungrindern, die Leinkuchen bekamen, der 300 mg/kg Blausäure abspaltete, innerhalb von 8 Tagen 4 Tiere notgeschlachtet werden. Eine reine Blausäurevergiftung verläuft aber immer akut bzw. perakut.

HAUN und LEISTNER [4] führen die Vergiftungserscheinungen bei 2 Pferden und 8 Kühen ebenfalls auf ein Zusammentreffen ungünstiger Umstände zurück, da bei dem verabreichten Futtergemisch aus Hafer, Zuckerschnitzeln, Sojabohnenschrot und Leinkuchenmehl mit einem starken Aufquellen der Schnitzel im Magen zu rechnen war.

Die Aufnahme der Blausäure in den Körper erfolgt von allen Schleimhäuten, ja sogar von der unverletzten Haut aus. Die Blausäure wirkt ähnlich wie ein chemisches Katalysatorgift, sie verbindet sich im Körper mit dem Eisenatom des Warburg'schen Atmungsfermentes. Dadurch kann der Sauerstoff des Blutes nicht mehr auf die Körperzellen überwechseln, so daß es zu einer inneren Erstickung kommt. Bei Blausäurevergiftung enthalten daher alle Blutgefäße hellrotes, sauerstoffbeladenes Blut. Unter dem akuten Sauerstoffmangel leiden zuerst die empfindlichen Nervenzellen des Gehirns und Rückenmarks, so daß es bei der Vergiftung zu heftigen Krämpfen und anschließend zu Lähmungen kommt. Die absolut tödliche Dosis der Blausäure liegt nach FRÖHNER [3] bei etwa 1 mg/kg Körpergewicht, nach anderen Autoren zwischen 1 und 3 mg/kg Körpergewicht.

In den letzten Jahren kommen nun des öfteren Leinprodukte auf den Markt, die gegenüber früher einen wesentlich höheren Blausäuregehalt aufweisen. Der höhere Gehalt ist wahrscheinlich darauf zurückzuführen, daß der Lein vor dem eigentlichen Reifestadium geerntet wird, um eine bessere Faser zu gewinnen. Mit diesem höheren Blausäuregehalt war die Frage einer möglichen Giftigkeit dieses Futtermittels wieder akut geworden, so daß eine experimentelle Klarstellung nützlich erschien.

II. Fütterungsversuche

Von der Einfuhr- und Vorratsstelle wurden uns im vergangenen Winter zwei Proben Leinkuchen und zwei Proben Leinextraktionsschrot zu Versuchszwecken zur Verfügung gestellt. Die Proben hatten folgenden Blausäuregehalt: (Nach Verbandsmethode, 1 Stunde bebrüten, untersucht am 14. 11. 1951 von der Württ. Landesversuchsanstalt für landw. Chemie Stuttgart-Hohenheim.)

Leinextraktionsschrot I	146 mg/kg
Leinextraktionsschrot II	46 mg/kg
Leinkuchen III	362 mg/kg
Leinkuchen IV	54 mg/kg

Eine am 22. 1. 1952 vom gleichen Institut nach derselben Methode durchgeführte Untersuchung ergab folgende Werte:

Probe I	165 mg/kg
Probe II	32 mg/kg
Probe III	292 mg/kg
Probe IV	32 mg/kg

Eine Untersuchung der gleichen Proben durch das Agriculturchemische Institut Weihenstephan nach der Fermentmethode von Prof. Dr. HOFMANN (22. 12. 1951) ergab folgende Werte:

Probe I	51,84 mg/100 g
Probe II	38,88 mg/100 g
Probe III	24,19 mg/100 g
Probe IV	23,33 mg/100 g

Die Ergebnisse der Paralleluntersuchung der Württ. Landesversuchsanstalt für landw. Chemie stimmen etwa überein. Die Werte nach der Fermentmethode liegen wesentlich anders. Hierzu Stellung zu nehmen ist von unserer Seite aus nicht möglich. Als Grundwert für unsere Versuche wurde die erste Analyse herangezogen. Da wir mit möglichst hohen Blausäuremengen arbeiten wollten, wurde nur Probe I und Probe III zur Fütterung benutzt.

In der Zeit vom 17. 1. bis 14. 2. 1952 wurden die Fütterungsversuche bei 2 Fleckviehrindern der Herde des Versuchsgutes Klein-Hohenheim vorgenommen. Neben Wiesenheu zur beliebigen Aufnahme wurden die in nachstehender Aufstellung (Tabelle 1) angeführten Leinkuchenmengen verabreicht. Die angegebenen Tagesmengen wurden auf zwei Futterzeiten verteilt. Das Leinprodukt wurde mit handwarmem Wasser angesetzt und 1 Stunde bzw. 12 Stunden bzw. 24 Stunden in einem verschlossenen Gefäß stehen gelassen und dann als Brei verabreicht.

Die beiden Versuchsrinder wurden laufend beobachtet und sowohl vor als auch während des Fütterungsversuches in regelmäßigen Abständen eingehend untersucht. Die einzelnen Untersuchungswerte wie Pulszahl in Ruhe, Puls nach Belastung (100 m Trab), Atemfrequenz und innere Körpertemperatur sind in Tabelle 2 und 2a zusammengefaßt. Bei jeder Untersuchung wurde Blut entnommen und eine Differenzierung der einzelnen Blutbestandteile (Blutbild), eine Bestimmung des Hämoglobingehaltes und eine Messung der Senkungsgeschwindigkeit vorgenommen.

Bei keiner Untersuchung ergaben sich Anhaltspunkte für eine Blausäurevergiftung. Lediglich bei der Verfütterung von täglich 4 kg Leinkuchen zeigte das Rind Alba eine verzögerte Futteraufnahme, deren Ursache aber nicht in der verabreichten Blausäuremenge, sondern in der einseitigen Überfütterung zu suchen ist. Beide Rinder zeigten dank der intensiven Fütterung bei Abschluß des Versuches einen sehr guten Nährzustand.

Die Versuche zeigen, daß die in den verfütterten Leinkuchen verabreichte Blausäuremenge keinerlei schädliche Wirkung hervorrief, obwohl sie theoretisch einer mehrfach tödlichen Dosis entsprach. Bei Annahme von 2 mg/kg Körpergewicht als tödliche Dosis wurde dem Rind Alba mindestens die vierfache und dem Rind Ebba die dreifache tödliche Dosis im Verlauf eines Ta-

Tabelle 1. *Verabreichte Mengen*

Datum: 1952	Ebba			Alba		
	Tagesmenge g	Probe	Art der Zubereitung	Tagesmenge g	Probe	Art der Zubereitung
17. 1.	100	III	1 Std. stehen lassen,	500	III	1 Std. stehen lassen,
18. 1.	200	"	handwarm	500	"	handwarm
19. 1.	300	"	"	500	"	"
20. 1.	400	"	"	500	"	"
21. 1.	500	"	"	500	"	"
22. 1.	600	"	"	1000	"	"
23. 1.	700	"	"	1000	"	"
24. 1.	800	"	"	1000	"	"
25. 1.	900	"	"	1000	"	"
26. 1.	1000	"	"	1000	"	"
27. 1.	1000	"	24 Std. stehen lassen,	1000	"	24 Std. stehenlassen
28. 1.	1000	"	handwarm	1000	"	handwarm
29. 1.	1000	"	"	1000	"	"
30. 1.	1000	"	"	1000	"	"
31. 1.	1000	"	"	1000	"	"
1. 2.	1000	I	"	2000	I	"
2. 2.	1000	"	"	2000	"	"
3. 2.	1000	"	"	2000	"	"
4. 2.	1000	"	"	2000	"	"
5. 2.	1000	"	"	2000	"	"
6. 2.	1000	"	"	2000	"	"
7. 2.	1000	"	"	2000	"	"
8. 2.	1000	"	"	2000	"	"
9. 2.	—			—		
10. 2.	2000	"	"	4000	"	"
11. 2.	1000	"	"	—		
12. 2.	2000	III	12 Std. stehen lassen,	4000	III	12 Std. stehen lassen
13. 2.	2000	"	"	4000	"	"
14. 2.	2000	"	"	4000	"	"

ges verabreicht. Dieses Ergebnis überrascht durchaus nicht, es stimmt mit den Befunden anderer Autoren überein. So fütterten COLIN und AMBROSIE [1] Schaflämmer mit Leinkuchenschrot, das einen sehr hohen Cyan-Hydrin-Glykosid-Gehalt hatte. Trotz Verabreichung von Mengen, die weit über denen in der Praxis üblichen lagen, traten keine Vergiftungserscheinungen auf.

Wie ist es aber nun zu erklären, daß trotz Verabreichung einer theoretisch mehrfach tödlichen Blausäuremenge nicht einmal Vergiftungserscheinungen zu beobachten waren? Dieses Kernproblem wurde schon von mehreren Autoren angeschnitten. Es ist hier wohl grundsätzlich zwischen Tieren mit einfachem Magen, wie z. B. dem Schwein, und den mit mächtigen Vormägen ausgestatteten Wiederkäuern zu unterscheiden. Beim Schwein kann wohl durch den sauren Magensaft die Tätigkeit der Linase und somit die Abspaltung der Cyanwasserstoffsäure verzögert bzw. verhindert werden. Beim Wiederkäuer dagegen erfolgt die Abspaltung des Glykosids innerhalb von 6 bis 8 Stunden. Die freie Blausäure wird entgegen der Ansicht DUSSERRES [2] auch von den derben Schleimhäuten der Vormägen rasch resorbiert. (Blausäure wird ja sogar von der unverletzten Haut aus aufgenommen.) Die Erklärung für das Ausbleiben von Vergiftungen dürfte also wohl in einer raschen Aus-

Tabelle 2. *Klinische Untersuchungsergebnisse vor und während des Fütterungsversuches*
Versuchsrind I, *Alba*, geb.: 24. 2. 1951, Gewicht: 170 kg

Datum	4. 1. 52	7. 1. 52	11. 1. 52	21. 1. 52	25. 1. 52	30. 1. 52	7. 2. 52	11. 2. 52	15. 2. 52
Tägliche Leinkuchenmenge	—	—	—	III 500 g	III 1000 g	III 1000 g	I 2000 g	III 4000 g	—
Art der Verabreichung	—	—	—	1 Std. bei 30°	1 Std. bei 30°	24 Std. bei 30°	24 Std. bei 30°	24 Std. bei 30°	—
Entspricht HCN-Menge	—	—	—	181 mg	362 mg	362 mg*)	292 mg*)	1448 mg*)	—
Puls in Ruhe pro Minute	96	96	92	88	92	80	84	88	88
Puls nach Bewegung pro Minute	152	168	152	152	168	168	168	180	168
Temperatur	38,7°	38,7°	38,6°	38,3°	38,1°	38,1°	38,3°	38,7°	38,8°
Atmung pro Minute	16	17	18	20	18	20	18	22	24
Erythrozyten	7,6	8,0	8,5	8,0	7,9	7,8	7,5	7,6	—
Leukozyten	6534	5520	5236	6380	6006	5708	6072	5852	—

* Die Blausäuremengen werden wahrscheinlich noch höher gewesen sein, da die zugrunde gelegte Mengenangabe sich aus 1 Stunde Bebrüten ableitet.

Tabelle 2 a. *Klinische Untersuchungsergebnisse vor und während des Fütterungsversuches*
Versuchsrind II, *Ebba*, geb.: 13. 8. 1951, Gewicht: 140 kg

Datum	4. 1. 52	7. 1. 52	11. 1. 52	21. 1. 52	25. 1. 52	30. 1. 52	7. 2. 52	11. 2. 52	15. 2. 52
Tägliche Leinkuchenmenge	—	—	—	III 500 g	III 900 g	III 1000 g	I 1000 g	III 2000 g	—
Art der Verabreichung	—	—	—	1 Std. bei 30°	1 Std. bei 30°	24 Std. bei 30°	24 Std. bei 30°	24 Std. bei 30°	—
Entspricht HCN-Menge	—	—	—	181 mg	325 mg	362 mg*)	146 mg*)	724 mg*)	—
Puls in Ruhe pro Minute	108	96	112	80	80	88	88	96	84
Puls nach Bewegung pro Minute	176	160	178	180	176	180	160	168	188
Temperatur	38,8°	39,4°	38,5°	38,7°	38,6°	38,8°	38,5°	38,5°	38,5°
Atmung pro Minute	18	22	18	19	20	18	20	20	22
Erythrozyten	8,8	9,4	9,0	8,5	8,6	9,3	9,0	8,6	—
Leukozyten	5610	5940	6655	6072	6160	5808	5764	5280	—

*) Die Blausäuremengen werden wahrscheinlich noch höher gewesen sein, da die zugrunde gelegte Mengenangabe sich aus 1 Stunde Bebrüten ableitet.

scheidung bzw. Entgiftung der Blausäure zu suchen sein. Ein Teil der im Körper befindlichen Blausäure wird in den Lungen der Ausatmungsluft beigemengt (Blausäure siedet schon bei 26°), der Rest wird in der Leber unter Schwefelanlagerung entgiftet. Falls nicht plötzlich größere Mengen freier Blausäure zur Resorption gelangen, wird dank der fortwährenden Ausscheidung und Entgiftung nie ein toxischer Spiegel erreicht noch überschritten. Die tägliche Leinkuchenration wird zudem wohl immer auf wenigstens zwei Mahlzeiten verteilt verabreicht, so daß sich die Resorption und Ausscheidung der frei werdenden Blausäure fast über den ganzen Tag verteilen kann. Eine Kumulation der Giftstoffe im Körper tritt deshalb bei Blausäure nicht auf. Auch wurde bisher noch keine chronische Blausäurevergiftung beschrieben.

III. Modellversuche an Kaninchen

Um den Beweis für die Richtigkeit unserer Annahme von der raschen Ausscheidung der resorbierten Blausäure zu liefern, haben wir Modellversuche an Kaninchen durchgeführt.

In Vorversuchen mußte zuerst die toxische und die absolut tödliche HCN-Dosis für diese Versuchstiere bestimmt werden. Zu diesem Zweck wurde den Kaninchen mit einer Pipette eine genau 2 ‰ige Blausäurelösung in steigenden Dosen per os verabreicht.

Es ergaben:

0,5 mg/kg Körpergewicht:	keine Reaktion	
1 mg/kg Körpergewicht:	nach 1 Min.:	Schwanken
	nach 2 Min.:	Krämpfe
	nach 15 Min.:	Erholung
1,5 mg/kg Körpergewicht:	nach 1 Min.:	Krämpfe, Aufregungszustände, tiefes Atmen
	nach 5 Min.:	Augenreflexe erloschen, frequente Atmung
	nach 15 Min.:	Beginnende Erholung
	nach 30 Min.:	Vollständige Erholung
2 mg/kg Körpergewicht:	nach 1 Min.:	Starke Krämpfe
	nach 5 Min.:	Augenreflexe erloschen, Muskulatur erschlafft, tiefe, aussetzende Atmung
	nach 15 Min.:	Beginnende Erholung
	nach 45 Min.:	Vollständige Erholung
2,5 mg/kg Körpergewicht:	nach 1/2 Min.:	Krämpfe
	nach 3 Min.:	Reflexe erloschen, Muskulatur erschlafft, Atmung erfolgt in großen Zwischenräumen
	nach 4 Min.:	Atmung krampfartig, etwa alle 20 Sek.
	nach 6 Min.:	Atmung setzt aus, tot.

Somit ergaben die Vorversuche: Das Kaninchen erträgt eine einmalige Gabe von 0,5 mg/kg Körpergewicht Blausäure ohne Reaktion; 1 mg/kg Körpergewicht wirkt bereits toxisch, während 2,5 mg/kg den Tod herbeiführen. Bemerkenswert ist, daß sich die Versuchstiere auch von schwerer Vergiftung innerhalb von 30 bis 45 Min. vollständig erholt hatten.

Im Hauptversuch wurde — ebenfalls an Kaninchen — in regelmäßigen Abständen von 45 Min. je 0,5 mg/kg Blausäure verabreicht. Innerhalb von 9 Stunden konnte so den Versuchstieren insgesamt 6,5 mg/kg Körpergewicht Blausäure verabreicht werden. Obwohl 6,5 mg/kg einer mehrfach giftigen und über doppelt tödlichen Dosis entsprechen, traten keine Vergiftungserscheinungen auf.

IV. Gesamtergebnis und Folgerungen

Fütterungsversuche an Jungrindern mit stark Blausäure abspaltenden Leinprodukten ergaben, daß die Leinprodukte, bzw. die in ihnen abgespaltene Blausäure, selbst bei theoretisch mehrfach tödlicher Dosis keinerlei Schädigung hervorgerufen hat. Unsere Annahme, daß die Blausäure vom Tier wieder rasch ausgeschieden bzw. entgiftet wird und daß deshalb eine Kumulation der Giftstoffe im Tierkörper nicht auftritt, wurde in Modellversuchen an Kaninchen bewiesen.

Hieraus ergibt sich für die praktische Verfütterung von Leinprodukten: Leinkuchen oder Leinextraktionsschrote auch mit relativ hoher Blausäureabspaltung können in den allgemein üblichen Mengen unbedenklich verabreicht werden. Die in der Literatur beschriebenen Vergiftungsfälle sind in ihrer Mehrzahl auf eine Verkettung einiger ungünstiger Umstände zurückzuführen. Um zu verhindern, daß solche ungünstigen Faktoren zusammentreffen, empfiehlt es sich, die Leinprodukte entweder trocken oder mit kochendem Wasser überbrüht zu verabreichen.

Treten nach der Verfütterung von Leinprodukten irgendwelche Schäden oder Krankheitserscheinungen bei den Tieren auf, so neigt man leicht dazu, den blausäureabspaltenden Leinprodukten die Schuld zu geben, hauptsächlich deshalb, weil jeder weiß, wie giftig nun eben einmal die Blausäure ist. Man macht sich dann nur in den seltensten Fällen noch die Mühe, nach anderen Gründen zu suchen.

Wäre die Giftwirkung der Leinprodukte tatsächlich in dem Maße vorhanden, wie sie theoretisch zu erwarten ist, so müßten bei den großen Mengen, die jahraus jahrein verfüttert werden, zahlreiche Vergiftungen auftreten. Dies ist aber nicht der Fall.

Die angeblichen Vergiftungsfälle werden alle mit gewissen Vorbehalten gemeldet, zudem sind sie recht spärlich, stehen also ihrer Zahl nach in keinem Verhältnis zu den verfütterten Mengen. Die praktische Erfahrung hat auch hier über die Theorie gesiegt. Wir dürfen darin eine weitere Bestätigung unserer eigenen Versuchsergebnisse erblicken.

V. Zusammenfassung

Fütterungsversuche an Jungrindern mit stark Blausäure abspaltendem Leinextraktionsschrot bzw. Leinkuchen ergaben selbst bei theoretisch mehrfach tödlichen Gaben an Blausäure keinerlei Schädigungen.

Die hieraus gezogene Schlußfolgerung, daß die Blausäure vom tierischen Organismus rasch wieder ausgeschieden bzw. entgiftet wird, konnte durch entsprechende Versuche an Kaninchen bestätigt werden.

Die Leinprodukte können daher unbedenklich für die praktische Fütterung verwendet werden. Die beschriebenen Vergiftungsfälle sind auf die Verkettung verschiedener ungünstiger Umstände zurückzuführen.

Literaturverzeichnis

1 COLIN, M. und AMBROSIE, M.: Über die Giftigkeit des Leinkuchens beim Schaf. Paris Diss. 1937. Ref. Jahresber. Vet. med. 64, S. 24, 1939.

2 DUSSERRE, C., STETTBACHER, A. und WEIDMANN, U.: Über Versuche und Untersuchungen mit Leinkuchen, Separatabdruck aus dem Landw. Jahrbuch der Schweiz. 1925.

3 FRÖHNER-VÖLKER: Lehrbuch der Toxikologie. Enke-Verlag Stuttgart 1950.

4 HAUN, F. und W. LEISTNER: Blausäuregehalt von Leinsamen. Zeitschrift f. Tierernährung und Futtermittelkunde 4. 1940, 201.

5 ISNARD, J.: Stark blausäurehaltige Futterkuchen. Vergiftungen bei Jungrindern. Schadenersatzklage. Untersuchung und Vergleich. Ref. med. vet. 98, 347, 1937. Ref. Jahresbericht Vet. med. 62, 455, 1938.

6 KURZE: Zwei Fälle von Flachsvergiftung bei Pferden. Tierärztliche Rundschau 1922, 194.

7 LACOUR, H.: Jahresbericht der Landw. Versuchsstation Hohenheim 1929/30.

8 LANDOIS-ROSEMANN: Lehrbuch der Physiologie des Menschen. Urban & Schwarzenberg, Berlin und Wien 1943 (S. 317).

Aus der Staatl. Landw. Versuchs- und Forschungsanstalt Augustenberg in Baden
(Direktor Dr. H. RIEHM)

P. von POLHEIM und H. KUMMER

DIE KÜNSTLICH ERMITTELTE VERDAULICHKEIT DES ROHPROTEINS VON NORDBADISCHEM WIESENHEU IM VERGLEICH ZU DEN VERDAUUNGSKOEFFIZIENTEN DER FUTTERWERTTABELLEN

Bei unseren im Jahre 1951 durchgeführten umfangreichen Heuuntersuchungen haben wir neben Rohprotein, Rohfaser, Kalk und Phosphorsäure, deren Bestimmung für die Bewertung der Heuproben nach dem DLG-Heubewertungsschlüssel erforderlich ist, auch das verdauliche Rohprotein nach STUTZER ermittelt, um der Praxis Unterlagen für die Berechnung der Futterrationen an die Hand zu geben. Die Qualität des nordbadischen Wiesenheus 1. Schnitt aus der Ernte 1951 war infolge der sehr ungünstigen Witterungsverhältnisse und der damit verbundenen späten Schnittzeiten im Durchschnitt mäßig bis schlecht (RIEHM und Mitarbeiter [6], KUMMER [2], KUMMER und ANHAEUSSER [3]). Dies kommt auch in dem allgemein erhöhten Rohfasergehalt der Heuproben zum Ausdruck. Bei etwa 60% der untersuchten 457 Proben lag der Rohfasergehalt über 28%, bei nur 2% der Proben betrug er weniger als 24%. Es fiel auf, daß trotz der schlechten Qualität der Heuproben die auf künstlichem Wege ermittelten Verdaulichkeitswerte für Rohprotein verhältnismäßig hoch sind, bei vielen Heuproben jedenfalls wesentlich höher als die Verdauungskoeffizienten, die in den Futterwerttabellen von KIRSCH und WERNER [1] für die entsprechenden Wiesenheu-Qualitäten angegeben werden.

Die Frage nach dem Wert der künstlich ermittelten Verdaulichkeit des Rohproteins im Vergleich zu der im Tierversuch bestimmten Verdaulichkeit ist immer wieder Gegenstand von Untersuchungen (NOELLE [5], WÖHLBIER [7], NEHRING [4]) gewesen. Dabei hat sich ergeben, daß der Tierversuch die exakteren Werte für die Verdaulichkeit des Rohproteins liefert und darum nicht entbehrt werden kann, daß jedoch in vielen Fällen die auf künstlichem Wege (nach STUTZER) ermittelten Verdaulichkeitswerte den im Tierversuch bestimmten Verdauungskoeffizienten sehr nahe kommen. Bei rohproteinreichen Futtermitteln besteht nach WÖHLBIER zwischen den beiden Methoden weitgehende Übereinstimmung, während bei rohproteinärmeren Futtermitteln Differenzen auftreten. Diese können beträchtlich sein, wenn der Rohproteingehalt unter 16% sinkt; dabei erweisen sich die im Tierversuch ermittelten Verdaulichkeitswerte fast immer als niedriger liegend. Dies hängt damit zusammen, daß

Tabelle 1. *Die künstlich (nach STUTZER) ermittelte Verdaulichkeit des Rohproteins von nordbadischem Wiesenheu 1. Schnitt der Ernte 1951 in Abhängigkeit vom Rohfasergehalt und im Vergleich mit den Verdauungskoeffizienten der Futterwerttabellen*

Heuprobengruppen	Rohfasergehalt %	Anzahl der Proben	% Heuproben mit künstlich ermittelter Verdaulichkeit von						Verdaulichkeit des Rohproteins % künstlich ermittelt			Verdaulichkeit des Rohproteins % Nach Futterwerttabellen von KIRSCH und WERNER
			> 68 %	68–65 %	64–60 %	59–53 %	52–45 %	< 45 %	Niederstwert	Höchstwert	Mittelwert	
	1	2	3						4	5	6	7
1	23,0–25,9*	35	22,9	22,9	28,5	20,0	5,7	0	48	78	64	66
2	26,0–28,4	200	17,5	28,5	31,0	20,5	2,5	0	47	85	63	62
3	28,5–28,9	55	20,0	16,4	36,4	21,8	5,4	0	47	83	63	56
4	29,0–30,2	90	18,9	24,5	34,4	16,7	4,4	1,1	44	76	63	49
5	> 30,2	77	15,6	15,6	33,7	31,2	3,9	0	49	86	63	45
	Im Mittel 28,4	457	18,2	23,6	32,6	21,7	3,7	0,2	44	86	63	

* davon 2 Proben < 23,0%.

im Kot N-haltige Stoffwechselprodukte auftreten, wodurch der unverdauliche Anteil des Rohproteins zu hoch gefunden wird. Es ist bekannt, daß der Rohfasergehalt eines Futtermittels die Verdaulichkeit des Rohproteins weitgehend beeinflußt, und zwar nimmt diese mit steigendem Rohfasergehalt ab. So kommt es, daß bei ein und derselben Futterart je nach deren Qualität die Höhe der Verdaulichkeit des Rohproteins sehr unterschiedlich sein kann. Diese Beziehungen kommen auch in den auf den Ergebnissen von Tierversuchen beruhenden Futterwerttabellen zum Ausdruck, in denen für Wiesenheu entsprechend seiner verschiedenen Qualität verschiedene Verdauungskoeffizienten angegeben sind.

Da, wie schon erwähnt, bei den Wiesenheuproben der Ernte 1951 trotz der verhältnismäßig hohen Rohfasergehalte allgemein eine relativ gute Verdaulichkeit des Rohproteins auf künstlichem Wege festgestellt worden war, haben wir bei sämtlichen 457 Proben die *Beziehungen zwischen ihrem Rohfasergehalt und der Verdaulichkeit des Rohproteins* ermittelt. Außerdem wurden die analytisch gefundenen Verdaulichkeitswerte mit den von KIRSCH und WERNER für die entsprechenden Wiesenheu-Qualitäten angegebenen Verdauungskoeffizienten verglichen.

In Tabelle 1 sind die Rohfasergehalte in Gruppen zusammengefaßt, wobei bei der Einteilung die für die verschiedenen Wiesenheu-Qualitäten in den Futterwerttabellen von KIRSCH und WERNER angegebenen durchschnittlichen Rohfasergehalte zugrunde gelegt wurden (Spalte 1). Die bei den Heuproben jeder Gruppe analytisch ermittelten Verdaulichkeitswerte für Rohprotein sind entsprechend den von KIRSCH und WERNER angegebenen mittleren Verdauungswerten in Klassen eingeteilt. Dabei ist angegeben, wieviel Heuproben (%) jeder Gruppe auf die einzelnen Verdaulichkeits-Klassen entfallen (Spalte 3). Außerdem sind für jede Heuproben-Gruppe die ermittelten Niederst-, Höchst- und Mittelwerte für die Verdaulichkeit des Rohproteins (Spalten 4, 5, 6) und zum Vergleich auch die entsprechenden mittleren Verdauungskoeffizienten nach KIRSCH und WERNER eingetragen (Spalte 7). Aus Tabelle 1 geht hervor:

1. Die künstlich ermittelte Verdaulichkeit des Rohproteins ist bei den 457 nordbadischen Heuproben sehr unterschiedlich. Einem Höchstwert von 86% steht ein Niederstwert von 44% gegenüber. Im Durchschnitt aller Heuproben beträgt die Verdaulichkeit des Rohproteins 63%. Sie erscheint relativ hoch, wenn man berücksichtigt, daß zahlreiche Heuproben einen Rohfasergehalt von mehr als 28,4% aufweisen. Fast ein Drittel (32,6%) der Proben zeigte eine Rohprotein-Verdaulichkeit von 60—64%, fast ein Viertel (23,6%) eine Verdaulichkeit von 65—68% und fast ein Fünftel (18,2%) eine solche von mehr als 68%. Bei nur einem Viertel (25,6%) liegt die Verdaulichkeit des Rohproteins unter 60%.

2. Es fällt auf, daß die verschiedenen Heuproben-Gruppen trotz ihres sehr unterschiedlichen Rohfasergehaltes die gleichen Mittelwerte für die künstlich ermittelte Rohprotein-Verdaulichkeit (63—64%) aufweisen und daß auch die Unterschiede in den Niederst- und Höchstwerten relativ gering sind. Auch innerhalb der Heuproben-Gruppen ist die prozentuale Verteilung der Heuproben auf die verschiedenen Verdaulichkeits-Klassen weitgehend

gleich. *Die Höhe des Rohfasergehaltes hatte also auf die künstlich ermittelte Verdaulichkeit des Rohproteins bei den untersuchten Heuproben keinen wesentlichen Einfluß.*

3. Vergleicht man die Mittelwerte der künstlich festgestellten Rohprotein-Verdaulichkeit der verschiedenen Heuproben-Gruppen mit den entsprechenden Verdauungskoeffizienten von KIRSCH und WERNER, so ergibt sich, daß die beiden Werte bei den Heuproben mit niedrigen Rohfasergehalten (bis 28,4%) weitgehend übereinstimmen, daß aber bei den Heuproben mit höheren Rohfasergehalten (28,5% und mehr) die künstlich ermittelten Verdaulichkeitswerte erheblich über den Verdauungskoeffizienten von KIRSCH und WERNER liegen. Die früheren Erfahrungen werden damit bestätigt.

4. Bei den Einzelproben erhält man unter Umständen sehr erhebliche Unterschiede zwischen der künstlich ermittelten und der nach den Futterwerttabellen sich ergebenden Verdaulichkeit. Dabei liegen im allgemeinen die künstlich ermittelten Werte höher. Wie groß die Unterschiede sein können, zeigen die folgenden wahllos aus den 457 Proben herausgegriffenen Beispiele:

Probe Nr.	Rohfaser-gehalt %	Verdaulichkeit % künstlich ermittelt	Verdaulichkeit % nach den Futterwerttabellen berechnet
263	23,8	52	67
279	25,9	48	64
211	28,2	81	60
530	28,4	76	59
175	29,7	65	48
187	30,9	74	45

Aus dem Gesagten geht hervor, daß man für den Gehalt der Wiesenheuproben an verdaulichem Rohprotein unter Umständen sehr verschiedene Werte erhält, je nachdem, ob man die künstlich ermittelte Verdaulichkeit oder die im Tierversuch ermittelten Verdauungskoeffizienten der Futterwerttabellen zugrunde legt. Um dies aufzuzeigen, haben wir in Tabelle 2 für die verschiedenen Heuproben-Gruppen (Einteilung nach dem Rohfasergehalt wie in Tabelle 1) die Mittel-, Niederst- und Höchstwerte für den Gehalt an verdaulichem Rohprotein angegeben, und zwar einmal auf Grund der künstlich ermittelten Verdaulichkeit, zum anderen auf Grund der Verdauungskoeffizienten nach KIRSCH und WERNER. Außerdem sind in Tabelle 3 die Heuproben innerhalb der Gruppen nach ihrem Gehalt an verdaulichem Rohprotein in verschiedene Klassen aufgeschlüsselt. Dabei ist angegeben, wie sich die Heuproben innerhalb der Heuproben-Gruppen auf die verschiedenen Gehaltsklassen verteilen, je nachdem, ob für die Berechnung des verdaulichen Rohproteins die analytisch ermittelten oder die in den Futterwerttabellen angegebenen Verdauungskoeffizienten zugrunde gelegt werden.

Aus den Tabellen 2 und 3 geht hervor:

1. Die Mittelwerte des analytisch ermittelten Gehaltes an verdaulichem Rohprotein gehen fast parallel mit dem Rohproteingehalt der Heuproben-Gruppen (Tabelle 2). Dies kommt daher, daß — wie schon oben gezeigt wurde — die Verdaulichkeit des Rohproteins durch den Rohfasergehalt

Tabelle 2. *Gehalt des nordbadischen Wiesenheus der Ernte 1951 an verdaulichem Rohprotein bestimmt durch künstliche Verdauung (nach* STUTZER*) und errechnet nach den Futterwerttabellen von* KIRSCH *und* WERNER

Heu-proben-gruppen	Rohfasergehalt %	Anzahl der Proben	Rohprotein %			Verdauliches Rohprotein % Künstlich ermittelt			Verdauliches Rohprotein % Nach KIRSCH u. WERNER errechn.		
			Niederst-wert	Höchst-wert	Mittel-wert	Niederst-wert	Höchst-wert	Mittel-wert	Niederst-wert	Höchst-wert	Mittel-wert
1	23,0 — 25,9 *	35	5,6	14,3	9,2	3,2	11,1	6,0	3,6	9,9	6,1
2	26,0 — 28,4	200	5,1	13,1	8,0	2,7	10,1	5,1	3,2	7,7	4,9
3	28,5 — 28,9	55	5,4	10,1	7,3	2,7	7,1	4,6	2,9	5,6	4,1
4	29,0 — 30,2	90	5,4	10,6	7,7	3,0	7,0	4,9	2,6	5,2	3,8
5	> 30,2	77	5,1	10,1	7,4	2,9	7,5	4,6	2,3	4,5	3,3
	Im Mittel 28,4	457	5,1	14,3	7,9	2,7	11,1	5,0	2,3	9,9	4,5

* davon 2 Proben < 23,0%.

Tabelle 3. *Einteilung der nordbadischen Wiesenheuproben in Klassen mit verschiedenem Gehalt an verdaulichem Rohprotein, künstlich ermittelt und nach den Futterwerttabellen errechnet*

Heu-proben-gruppen	Rohfasergehalt %	Anzahl der Proben	% Heuproben mit künstlich ermitteltem Gehalt an verdaulichem Rohprotein von						% Heuproben mit errechnetem (Futterwerttabellen) Gehalt an verdaulichem Rohprotein von					
			< 4%	4,0 - 4,9%	5,0 - 5,9%	6.0 -7,9%	8,0 -10%	>10%	< 4%	4,0 - 4,9%	5,0 - 5,9%	6,0 -7,9%	8,0 -10,0%	>10%
1	23,0 — 25,9 *	35	8,6	14,2	34,3	34,3	5,7	2,9	2,9	8,6	37,1	48,5	2,9	—
2	26,0 — 28,4	200	11,0	41,5	31,5	14,5	1,5	—	11,5	45.5	33,5	9,5	—	—
3	28,5 — 28,9	55	21,8	43,6	27,3	7,3	—	—	49,1	43,6	7,3	—	—	—
4	29,0 — 30,2	90	13,3	43,3	31,2	12,2	—	—	64,5	33,3	2,2	—	—	—
5	> 30.2	77	24,7	42,8	23,4	9,1	—	—	87,0	13,0	—	—	—	—
	Im Mittel 28,4	457	15,9	37,1	29,5	15,5	1,4	0,6	43,0	28,8	16,0	11,6	0,6	—

* davon 2 Proben < 23,0%.

nicht wesentlich beeinflußt wird und bei den Heuproben im Mittel fast gleich ist. Demgegenüber ist bei den nach KIRSCH und WERNER errechneten Gehalten an verdaulichem Rohprotein eine Parallelität mit den Rohproteingehalten nicht vorhanden. Hier wirkt sich die Abnahme der Verdaulichkeit des Rohproteins mit steigendem Rohfasergehalt merkbar aus. Die nach den beiden Methoden erhaltenen Mittelwerte für den Gehalt an verdaulichem Rohprotein stimmen nur bei den Heuproben-Gruppen mit niederen Rohfasergehalten (bis 28,4%) überein, dagegen sind bei den Heuproben-Gruppen mit höheren Rohfasergehalten (mehr als 28,4%) die Mittelwerte der nach den Futterwerttabellen errechneten Gehalte niedriger als die durch künstliche Verdauung gefundenen Mittelwerte, und zwar in um so stärkerem Maße, je höher der Rohfasergehalt der Heuproben ist. Bei der Heuproben-Gruppe 3 bleibt der nach den Tabellen errechnete Mittelwert für verdauliches Rohprotein gegenüber dem analytisch gefundenen Mittelwert um 0,5%, bei der Gruppe 4 um 1,1% und bei der Gruppe 5 um 1,3% zurück. Setzt man die künstlich gefundenen Mittelwerte = 100, so erhält man für die nach den Tabellen errechneten Mittelwerte bei den Heuproben-Gruppen 3 bis 5 nur 89 bzw. 78 bzw. 72.

2. Bei der Ermittlung des verdaulichen Rohproteins auf künstlichem Wege haben, wie aus der Tabelle 3 hervorgeht, nur 15,9% aller Heuproben einen Gehalt von weniger als 4%, bei der Errechnung des verdaulichen Rohproteins mit Hilfe der Verdauungskoeffizienten dagegen 43,0% aller Heuproben. Gehalte von 4,0—4,9% verdauliches Rohprotein wurden analytisch bei 37,1% und mittels der Verdauungskoeffizienten nach KIRSCH und WERNER bei 28,8% aller Heuproben gefunden, Gehalte von 5% und mehr analytisch bei 46,9% und nach KIRSCH und WERNER bei 28,2% aller Heuproben.

3. Die Unterschiede im Gehalt an verdaulichem Rohprotein, die sich nach den beiden Methoden ergeben, sind um so größer, je mehr der Rohfasergehalt der Heuproben ansteigt. Während bei den Heuproben-Gruppen 1 und 2 (Rohfasergehalt unter 28,5%) die prozentuale Verteilung der Heuproben auf die verschiedenen Gehaltsklassen an verdaulichem Rohprotein nach den beiden Methoden noch weitgehend ähnlich ist, treten von der Heuproben-Gruppe 3 ab wesentliche Unterschiede auf. So haben in der Heuproben-Gruppe 5 auf Grund der künstlichen Verdauung nur 24,7% der Heuproben, auf Grund der Errechnung nach den Futterwerttabellen jedoch 87,0% der Proben einen Gehalt von weniger als 4% verdauliches Rohprotein. In der gleichen Heuproben-Gruppe weisen 32,5% der Proben bei der künstlichen Verdauung einen Gehalt von 5% und mehr verdauliches Rohprotein auf, während bei der Errechnung mit Hilfe der Verdauungskoeffizienten der Futterwerttabellen nicht eine einzige Probe diesen Gehalt erreicht.

Es ergibt sich somit, daß die Berechnung des Gehaltes an verdaulichem Rohprotein mit Hilfe der Verdauungskoeffizienten der Futterwerttabellen bei Wiesenheu je nach dessen Qualität (Rohfasergehalt) zu wesentlich anderen, meist geringeren Werten führt als die künstliche Bestimmung des Gehaltes. Die Unterschiede können bei Wiesenheu mit erhöhtem Rohfasergehalt beträchtlich sein und wirken sich dann bei den Futterberechnungen für die Praxis unter Umständen beachtlich aus. Es ist z. B. nicht gleichgültig, ob man für ein Wiesenheu einen Gehalt von 3,3% verdauliches Rohprotein oder einen solchen von 4,6% (siehe Tabelle 2) einsetzt. Die Frage, inwieweit die künstliche Verdaulichkeitsbestimmung für die Berechnung des Gehaltes an verdaulichem Rohprotein speziell bei Wiesenheu herangezogen werden kann und mit der wirklichen Verdaulichkeit übereinstimmt, bedarf auf Grund der vorliegenden Ergebnisse weiterer Untersuchungen mit Heu aus verschiedenen Jahren und Gegenden. Für die nordbadischen Verhältnisse werden schon die diesjährigen Untersuchungen, für die teilweise Proben von den gleichen Wiesen wie im Jahre 1951 vorliegen, ergeben, ob die hier besprochenen Ergebnisse verallgemeinert werden können.

Zusammenfassung

1. Bei 457 nordbadischen Wiesenheuproben 1. Schnitt der Ernte 1951 wurden trotz der schlechten Qualität der Proben und des durchschnittlich hohen Rohfasergehaltes für die Verdaulichkeit des Rohproteins auf künstlichem Wege verhältnismäßig hohe Werte ermittelt, die von den in den Futterwerttabellen nach KIRSCH und WERNER angegebenen Verdauungskoeffizienten für Wiesenheu der entsprechenden Qualitäten teilweise erheblich verschieden sind.

2. Bei Heuproben mit niederem Rohfasergehalt (bis etwa 28,4%) besteht zwischen der künstlich ermittelten Verdaulichkeit und den Verdauungskoeffizienten nach KIRSCH und WERNER weitgehende Übereinstimmung. Bei Heuproben mit Rohfasergehalten über 28,4% liegen dagegen die künstlich ermittelten Werte für die Verdaulichkeit erheblich höher als die entsprechenden Verdauungskoeffizienten nach den Futterwerttabellen.

3. Eine Abhängigkeit der künstlich ermittelten Verdaulichkeit des Rohproteins vom Rohfasergehalt der Heuproben läßt sich nicht erkennen.

4. Die durch künstliche Verdauung ermittelten Gehalte an verdaulichem Rohprotein werden den mit Hilfe der Futterwerttabellen errechneten Gehalten gegenübergestellt. Es zeigt sich, daß bei den Heuproben mit höherem Rohfasergehalt (28,5% und mehr) die mit Hilfe der Futterwerttabellen errechneten Gehalte an verdaulichem Rohprotein im Mittel gegenüber den analytisch gefundenen Gehalten zurückbleiben. Eine Einteilung der Heuproben in Klassen mit verschiedenem Gehalt an verdaulichem Rohprotein läßt deutlich die Unterschiede erkennen, die sich ergeben, wenn man den Gehalt an verdaulichem Rohprotein einmal durch künstliche Verdauung ermittelt, zum anderen mit Hilfe der Futterwerttabellen errechnet.

5. Die Frage, inwieweit die durch künstliche Verdauung ermittelten Gehalte an verdaulichem Rohprotein für die Futterberechnung in der Praxis herangezogen werden können, bedarf weiterer Untersuchungen.

Literaturverzeichnis

[1] KIRSCH, W. und WERNER, W.: Futterwerttabellen. DLG-Kalender 1949, 2. Teil, 145—171.

[2] KUMMER, H.: Ergebnisse der Heuuntersuchungen 1951 in Nordbaden. Bad. Landw. Wchbl. 1952, *119*, Nr. 16, 18 u. 19.

[3] KUMMER, H. und ANHAEUSSER, H.: Die Bonitierung des nordbadischen Wiesenheus 1. Schnitt der Ernte 1951 nach dem DLG-Heubewertungsschlüssel sowie dem Heufutterwert von Ellenberg. Landw. Forschung 1953 (im Druck).

[4] NEHRING, K.: Lehrbuch der Tierernährung und Futtermittelkunde. Neumann Verlag, Radebeul u. Berlin, 1950.

[5] NOELLE, J.: Vergleichende Untersuchungen über die Verdaulichkeit des Rohproteins im Tierversuch und auf künstlichem Wege. Die Tierernährung 1941, *13*, 279—312.

[6] RIEHM, H. und Mitarbeiter: Ergebnisse der Heuuntersuchung 1951 in Nordbaden. Mitt. Bad. Staatl. Landw. Versuchs- und Forschungsanstalt Augustenberg 1952, Nr. 2.

[7] WÖHLBIER, W.: Die Bestimmung der Verdaulichkeit des Rohproteins mittels Tierversuch und auf künstlichem Wege (1. Mitteilung). Die Tierernährung 1930, *1*, 426—448.

Aus dem Institut für Tierernährungslehre der Humboldt-Universität Berlin
(Direktor Prof. Dr. E. MANGOLD)

K. NICKISCH

ÜBER DIE VERDAULICHKEIT VON SONNENBLUMENSAMEN UND SONNENBLUMENEXTRAKTIONSSCHROT BEIM KANINCHEN UND WIEDERKÄUER

I. Einleitung

Als Grünfutterpflanze ist die Sonnenblume (Helianthus annuus) bei uns längst kein Novum mehr. Sie wird als Haupt- und Zwischenfrucht angebaut und von allen Nutztierarten in frischem Zustand wie als Silofutter gern aufgenommen [4, 9, 13] und ergibt auf Grund ihres Eiweißgehaltes eine gute Futterwirkung.

Weniger verbreitet ist bei uns dagegen der Anbau der Sonnenblume zum Zwecke der Ölgewinnung, obgleich sie keine besonderen Ansprüche an den Boden stellt und selbst auf schwerem Ton- und leichtem Sandboden noch gute Ernten zu bringen vermag. Nur gegen stark saure Böden und stauende Nässe ist sie empfindlich. Trockenperioden verträgt sie dagegen gut und ist als Sommerfrucht nicht der Gefahr des Auswinterns ausgesetzt. Außerdem stellt sie arbeitsmäßig keine höheren Ansprüche als die Hackfrüchte.

Die in der DDR mit der Sonnenblume als Ölfrucht erzielten Anfangserfolge [26] zeitigten schöne Ergebnisse, von denen man nur hoffen kann, daß sie zu Dauererfolgen werden. Danach liegt der Ölertrag pro Hektar noch über dem des Rapses und dürfte, da hier die Gefahr des Auswinterns entfällt und die Resistenz gegen Trockenperioden hinzukommt, zu zuverlässigeren Ergebnissen führen als der Anbau von Winterölsaaten. Zudem besitzt das Öl der Sonnenblumensamen Stoffe, die in anderen Ölen und Fetten nicht immer in gleichem Maße vorhanden sind. So wird sein prozentischer Gehalt an essentiellen Fettsäuren [10] nur noch vom Sojaöl erreicht und nimmt, bezogen auf die Trockensubstanz, mit dem Grade der Reifung zu [24].

Für die Tierernährung dürften die Rückstände von der Ölgewinnung aus den Sonnenblumensamen noch eine wesentlich höhere Beachtung verdienen als bisher. Während die Sonnenblumensamen selbst kaum direkt verfüttert werden und eigentlich nur als Vogelfutter in Betracht kommen (HONCAMP [5]), haben sich die eiweißreichen, durch Pressen oder Extraktion gewonnenen Sonnenblumenkuchen schon lange als Kraftfutter für das Nutzvieh bewährt und können in bestimmten Mengen an Milchvieh, Mastrinder, Schafe, Schweine und Pferde verfüttert werden (BRAHM [1], KELLNER-SCHEUNERT [7], NEHRING [13]). Dabei wird freilich bemängelt, daß die Sonnenblumensaatkuchen meist aus unvollkommen geschälten und schlecht gereinigten Samen hergestellt werden (KELLNER-SCHEUNERT [7]). Ganz allgemein muß bei dem Extraktionsschrot ein grundsätzlicher Unterschied zwischen dem aus entschälten und dem aus unentschälten Sonnenblumensamen gemacht werden, über deren Zusammensetzung und Verdaulichkeit NEHRING [13] eine Gegenüberstellung gegeben hat. Es wird besonders für Milchvieh nur Sonnenblumenkuchenschrot aus entschälten Samen empfohlen, wobei es aber technisch kaum möglich sei, die Samen völlig schalenfrei zu machen (KIRSCH u. SPLITTGERBER [10, 23]). Eine besonders günstige Wirkung der Sonnenblumenkuchen auf den Milchfettgehalt (BRAHM [1], KELLNER-SCHEUNERT [7]) ließ sich in den Versuchen von BÜNGER [2] nicht bestätigen; sie verhielten sich hier wie Erdnußkuchen ohne Sonderwirkung. Als gleichwertig mit diesen oder mit Sojabohnenmehl wurden sie auch bei Schweinen befunden [16], bei denen wegen der Beeinflussung der Speckhärte (BRAHM [1], KELLNER-SCHEUNERT [7]) Vorsicht geboten scheint. In Aufzuchtversuchen an Ferkeln kamen WEISER und ZAITSCHEK [25] zu dem Ergebnis, daß Sonnenblumenschrot dem Leinsamenmehl an Nährkraft unterlegen sei. Vergleichende Versuche an Schafböcken mit extrahierten und gepreßten Sonnenblumenkuchen bulgarischer Herkunft hat POPPOW [19] mitgeteilt.

Für das Geflügel, für das auch die Sonnenblumenkerne in beschränkten Tagesgaben ein gutes Futter für die Mauser darstellen, hält RÖMER [20] ein schalenreiches Sonnenblumenschrot nicht für geeignet. In Holland wird aber auch Sonnenblumenkuchenmehl zu 4% im Legemehl verwendet [21]. Als alleinige Eiweißquelle in einem Aufzuchtfutter für Küken soll es einen zu geringen Gehalt an Lysin haben und daher, wie ja übrigens die meisten pflanzlichen Eiweißfuttermittel, noch der Ergänzung bedürfen (siehe SPLITTGERBER [23]). Als Sonderwirkung wird den Sonnenblumensamen zugeschrieben, daß sie die Tretlust der Hähne anregen [3].

Für Kaninchen, die nach einem Versuch von FANGAUF [12] die Sonnenblumenkerne gern aufnehmen, aber die Schalen zurücklassen, konnten bisher in den Futtertabellen [12] noch keine Angaben über die Verdaulichkeit der Sonnenblumenprodukte gegeben werden. Zum Teil bildete der Wunsch, diese Lücke auszufüllen, den Anstoß zu den nachstehend beschriebenen Versuchen an Kaninchen. Ferner sollte dabei die Verdaulichkeit verschiedener Sonnenblumenprodukte vergleichend auch an Hämmeln geprüft werden, um für die Beurteilung der Bedeutung dieser wertvollen Futterstoffe für die Ernährung unserer Nutztiere weitere Anhaltspunkte zu gewinnen.

II. Versuchsmaterial, -tiere, -futter und Methodik

Die für unsere Versuche benötigten Sonnenblumensamen wurden uns in dankenswerter Weise von der Firma Esser, Rostock, zur Verfügung gestellt. Sie waren kein einheitliches Material und bestanden aus schwarzen, weißen und gestreiften Samen. Das von uns ebenfalls benötigte Sonnenblumenextraktionsschrot stellten wir aus diesen Samen im Institut her, so daß wir bei den Versuchen mit Sonnenblumensamen bzw. Sonnenblumenextraktionsschrot an Kaninchen über ein gleichmäßiges Ausgangsmaterial verfügten.

Die für die Hammelversuche benötigten *Sonnenblumensamen* wurden uns von der gleichen Firma zur Verfügung gestellt, stammten aber aus einer zweiten Sendung. Diese war zeitlich von der ersten so weit getrennt, daß beide gesondert an den Kaninchen bzw. den Hämmeln versucht werden mußten. Die Rohnährstoffbestimmung ergab zwar einen Unterschied zwischen den beiden Proben (Tab. 1 a und b), besonders für das Rohfett, doch war er nicht so erheblich, daß er einen Vergleich der beiden Sonnenblumenkernproben auszuschließen schien, zumal auch in der Literatur über den Gehalt an Rohnährstoffen in den Sonnenblumensamen unterschiedliche Feststellungen getroffen werden. So ist besonders der Fettgehalt Schwankungen unterworfen [15], womit auch der wechselnde Gehalt an den übrigen Rohnährstoffen zu erklären ist.

Tabelle 1. *Rohnährstoffgehalt der verwendeten Futterstoffe*

a) in% der Trockensubstanz

	Trock.-Subst.	Organ. Subst.	Roh-protein	Roh-fett	Roh-faser	N-freie Extr.-Stoffe	Roh-asche
Sonnenblumensamen I (Kaninchenversuche)	100	97,47	15,05	31,70	31,99	18,73	2,53
Sonnenblumensamen II (Hammelversuch)	100	96,42	17,23	26,45	32,21	20,53	3,58
Sonnenblumenextraktionsschrot	100	96,01	26,88	0,75	40,92	27,46	3,99
Heu I (Kaninchenversuche)	100	91,15	11,01	1,90	28,31	49,93	8,85
Heu II „	100	93,00	12,55	2,20	29,79	48,46	7,00
Heu III „	100	93,10	10,58	1,86	29,54	51,12	6,90
Heu IV (Hammelversuche)	100	94,40	10,07	1,91	33,08	49,34	5,60
Hafer I (Kaninchenversuche)	100	96,88	11,25	4,78	11,66	69,19	3,12
Hafer II „	100	96,93	11,32	4,79	11,13	69,69	3,07
Hafer III „	100	96,78	11,03	5,27	11,18	69,30	3,22

b) in % der ursprünglichen Substanz

	Trock.-Subst.	Organ. Subst.	Roh-protein	Roh-fett	Roh-faser	N-freie Extr.-Stoffe	Roh-asche
Sonnenblumensamen I (Kaninchenversuche)	91,74	89,42	13,81	29,08	29,35	17,18	2,32
Sonnenblumensamen II (Hammelversuch)	91,11	87,85	15,70	24,10	29,34	18,71	3,26
Sonnenblumenextraktionsschrot	94,91	91,13	25,51	0,72	38,83	26,07	3,78
Heu I (Kaninchenversuche)	91,98	83,84	10,12	1,75	26,04	45,93	8,14
Heu II „	91,06	84,69	11,43	2,00	27,13	44,13	6,37
Heu III „	91,23	84,93	9,65	1,70	26,94	46,64	6,30
Heu IV (Hammelversuche)	87,96	83,09	8,86	1,68	29,10	43,39	4,93
Hafer I (Kaninchenversuche)	93,76	90,83	10,55	4,48	10,93	64,87	2,93
Hafer II „	94,08	91,19	10,65	4,51	10,47	65,56	2,89
Hafer III „	93,10	90,10	10,27	4,90	10,41	64,52	3,00

Die Tabelle 1 a und b enthält ferner die Ergebnisse der Rohnährstoffbestimmung des von uns hergestellten *Sonnenblumenextraktionsschrotes* und die Angaben über den Rohnährstoffgehalt von Heu- und Haferpartien, die bei der Durchführung unserer Versuche ebenfalls zur Anwendung kamen. Während die Haferproben praktisch keinen Unterschied zeigen, ist ein solcher bei den einzelnen Heuproben wohl zu beobachten, wenn er auch nicht sehr wesentlich ist. Am auffälligsten ist wohl der höhere Rohfasergehalt des für die Hämmel verwandten Heues gegenüber dem Heu, das für die Kaninchenversuche benutzt wurde. Er liegt höher als der Rohfasergehalt der Sonnenblumensamen und wird nur noch von dem des Sonnenblumenextraktionsschrotes übertroffen, das von den hier genannten Futterstoffen mit rund 41% den höchsten Rohfasergehalt besitzt. Dabei gibt es Sonnenblumenextraktionsschrote mit noch höherem Rohfasergehalt, aber auch solche, die darunt r liegen. NEHRING [14] nennt Schwankungsbreiten von 35—48%.

Bedingt durch den hohen Schalenanteil der Sonnenblumensamen, er betrug nach unseren Beobachtungen 45—50% je nach der Menge an tauben Samen, ist der Rohfasergehalt grundsätzlich hoch und für den Futterwert des Extraktionsschrotes sicher nicht ohne Bedeutung. Aber auch der Gehalt an Rohprotein, wir finden einen solchen von rund 27%, differiert stark und zeigte z. B. Schwankungen von 15—24% [6]. Nicht ganz so groß sind die Unterschiede, die bei den einzelnen Extraktionsschroten für die N-freien Extraktstoffe gefunden werden, und die etwa bei einem Gehalt von 19 bis 25% liegen [2], wobei wir einen solchen von rund 27% ermittelten.

Die *Verdaulichkeitsversuche an Kaninchen* wurden wie bei unseren bisherigen Versuchen [17, 18] in Stoffwechselkäfigen durchgeführt, um ein einwandfreies Sammeln besonders des Kotes zu gewährleisten. Die Hämmel wurden aus dem gleichen Grund in Stoffwechselboxen gehalten, der Kot in Kotbeuteln aufgefangen und der Harn durch Harntrichter abgeleitet.

Bei den Hämmeln erfolgten die Versuche im Differenzverfahen, wobei Wiesenheu als alleiniges Grundfutter diente. Die Kaninchenversuche wurden zum Teil im direkten Verfahren durchgeführt, zum größten Teil aber im Differenzverfahren, wobei Heu und Hafer zu gleichen Teilen das Grundfutter waren.

Die *Hammelversuche* wurden an 2 im Alter und Gewicht nur wenig voneinander abweichenden Tieren durchgeführt. Die Kaninchenversuche erfolgten jeweils an drei Tieren der Rasse Groß-Silber. Sämtliche Versuchstiere, Hämmel wie Kaninchen, wurden zweimal täglich, und zwar früh und nachmittags, zu stets gleichbleibenden Zeiten gefüttert. Für jedes Tier wurde das Versuchsfutter vor Versuchsbeginn für jeden einzelnen Versuchstag in eine Tüte bzw. eine Schale eingewogen und verlustlos aufbewahrt. Nicht verzehrtes Futter der einzelnen Versuchstiere wurde zurückgewogen und bei Errechnung der Versuchsergebnisse berücksichtigt. Das zu prüfende Futter erhielten die Tiere, sofern es sich nicht mit dem Grundfutter mischen ließ, bei jeder Mahlzeit stets vor diesem. Bei der Verabreichung der Sonnenblumensamen, die wir getrennt von dem Grundfutter verabreichten, hatten wir weder bei den Hämmeln noch bei den Kaninchen Schwierigkeiten. Sie nahmen nach kurzer Gewöhnung auch die harten Schalen der Samen stets restlos auf, ohne Schwierigkeiten zu machen, eine Erscheinung, die nicht immer beobachtet wird [12]. Auch bei der alleinigen Verfütterung von Sonnenblumensamen, die wir nur bei den Kaninchen vornahmen, weil das vorhandene Versuchsmaterial für gleiche Versuche an Hämmeln nicht ausreichte, hatten wir, nach Eingewöhnung an die wesentlich größere Samenmenge, mit der restlosen Aufnahme des Futters keine Schwierigkeiten. Wir konnten vielmehr beobachten, daß die Versuchstiere die Samen besonders gern annahmen, was wir bei anderen Tieren, die nicht im Versuch standen, nicht immer beobachteten. Bei dem Versuch mit Sonnenblumensamen als alleinigem Futter beobachteten wir außerdem, daß die Tiere während des Versuches an Gewicht zunahmen, eine Feststellung, die wir bei den vorhergehenden Versuchen an ausgewachsenen Tieren im allgemeinen nicht machten und auch nicht anstrebten, indem wir vielmehr nur erreichen wollten, daß die Versuchstiere ihr Gewicht hielten. Wir führten die Gewichtszunahme, die ganz eindeutig war und rund 20 g im Durchschnitt betrug, auf die Wirkung des Fettes in den Samenkörnern zurück, denn der Anteil an organischer Substanz betrug in diesem Versuch nur etwa 50% von dem im Differenzverfahren durchgeführten Versuch.

Bei allen Versuchen, außer bei der alleinigen Verfütterung der Sonnenblumensamen, erhielten die Kaninchen das Futter mit Leitungswasser zu einer feuchtkrümligen Masse verrührt. Bezüglich Einzelheiten der Methodik wie z. B. das Sammeln von Harn und Kot, sei auf die einschlägige Arbeit von MANGOLD [11] und die der vorliegenden Arbeit vorausgehenden Veröffentlichungen verwiesen [17, 18]. Die Hämmel erhielten ihr Futter stets trocken, dazu Leitungswasser zur beliebigen Aufnahme.

Tabelle 2. *Grundfutterversuch I mit Hafer und Heu an Kaninchen zum Versuch der Tab. 3*

K 42	Trock.-Subst.	Organ. Subst.	Roh-protein	Roh-fett	Roh-faser	N-freie Extr.-Stoffe
in 490 g Heu I	450,70	410,80	49,60	8,58	127,59	225,03
in 490 g Hafer I	459,44	445,08	51,71	21,96	53,55	317,86
in 980 g Gesamtverzehr	910,14	855,88	101,31	30,54	181,14	542,89
in 537,30 g Kot	499,52	458,88	42,58	4,85	170,74	240,71
verdaut in g	410,62	397,00	58,73	25,69	10,40	302,18
verdaut in %	45,12	46,39	57,97	84,12	5,74	55,66
K 44 a						
in 500 g Heu II	455,30	423,45	57,15	10,00	135,65	220,65
in 500 g Hafer II	456,90	442,85	51,70	21,90	50,85	318,40
in 1000 g Gesamtverzehr	912,20	866,30	108,85	31,90	186,50	539,05
in 529,46 g Kot	482,33	448,69	38,91	7,75	170,36	231,67
verdaut in g	429,87	417,61	69,94	24,15	16,14	307,38
verdaut in %	47,12	48,21	64,25	75,71	8,65	57,02
K 46						
in 500 g Heu II	455,30	423,45	57,15	10,00	135,65	220,65
in 500 g Hafer II	456,90	442,85	51,70	21,90	50,85	318,40
in 1000 g Gesamtverzehr	912,20	866,30	108.85	31,90	186,50	539.05
in 527,01 g Kot	476,78	443,45	39,95	7,09	167,97	228,44
verdaut in g	435,42	422,85	68.90	24,81	18,53	310,61
verdaut in %	47,73	48,81	63,30	77,77	9,94	57,62
VK im Mittel	46,66	47,80	61,84	79,20	8,11	56,77

III. Die Verdaulichkeitsversuche an Kaninchen und Hämmeln

Im Folgenden seien als erste die mit *Kaninchen* durchgeführten Versuche besprochen. Tabelle 2 enthält die Ergebnisse des *I. Grundfutterversuches.* Die Verdaulichkeit des Rohproteins liegt hier zwischen 57.97 (K 42) und 64.25%

(K 44 a), die des Rohfettes zwischen 75.11 (K 44 a) und 84.12% (K 42), die der Rohfaser zwischen 5.74 (K 42) und 9.94 (K 46), die der N-freien Extraktstoffe zwischen 55.66 (K 42) und 57.62% (K 46), und die organische Substanz im Grundfutter wird zwischen 46.39 (K 42) und 48.81% verdaut. Daraus ergibt sich eine Differenz zwischen dem höchsten und dem niedrigsten Verdauungskoeffizienten der einzelnen Rohnährstoffe, die für die organische Substanz 2.42%, für das Rohprotein 6.28%, für das Rohfett 8.41%, für die Rohfaser 4.20% und für die N-freien Extraktstoffe 1.96% beträgt. Dies besagt, daß der Verdauungskoeffizient für das Rohprotein im ungünstigsten Fall um 3.87% tiefer, bzw. im günstigsten 2.41% höher liegt als der mittlere Verdauungskoeffizient. Beim Rohfett beträgt die tiefste Abweichung vom

Tabelle 3. *Verdaulichkeitsversuch mit Sonnenblumensamen an Kaninchen (Differenzverfahren)*

K 42	Trock.-Subst.	Organ. Subst.	Roh-protein	Roh-fett	Roh-faser	N-freie Extr.-Stoffe
in 450 g Heu I	414,58	377,88	45,63	7,89	117,36	207,00
in 450 g Hafer I	423,63	410,39	47,68	20,24	49,38	293,09
in 300 g Sonnenblumensamen I	275,52	268,55	41,48	87,34	88,13	51,60
in 1200 g Gesamtverzehr	1113,73	1056,82	134,79	115,47	254,87	551,69
in 606,00 g Kot	563,57	522,97	43,55	7,72	224,03	247,67
verdaut v. Gesamtverzehr in g	550,16	533,85	91,24	107,75	30,84	304,02
verdaut v. Gesamtverzehr in %	49,40	50,52	67,69	93,32	12,10	55,11
verdaut v. Grundfutter in g	378,17	365,64	54,09	23,66	9,57	278,32
verd. v. Sonnenblumensamen in g	171,99	168,21	37,15	84,09	21,27	25,70
verd. v. Sonnenblumensamen in %	62,43	62,64	89,57	96,28	24,14	49,81
K 44 a						
in 450 g Heu II	406,53	378,09	51,03	8,93	121,12	197,01
in 450 g Hafer I	416,52	403,51	46,88	19,90	48,55	288,18
in 300 g Sonnenblumensamen I	276,66	269,66	41,64	87,70	88,50	51,82
in 1200 g Gesamtverzehr	1099,71	1051,26	139,55	116,53	258,17	537,01
in 609,16 g Kot	548,48	515,14	39,37	8,92	223,33	243,52
verdaut v. Gesamtverzehr in g	551,23	536,12	100,18	107,61	34,84	293,49
verdaut v. Gesamtverzehr in %	50,12	51,00	71,79	92,34	13,50	54,65
verdaut v. Grundfutter in g	387,85	376,78	62,91	21,83	14,69	277,35
verd. v. Sonnenblumensamen in g	163,38	159,34	37,27	85,78	20,15	16,14
verd. v. Sonnenblumensamen in %	59,05	59,09	89,51	97,81	22,77	31,15
K 46						
in 1200 g Gesamtverzehr	1099,71	1051,26	139,55	116,53	258,17	537,01
in 614,44 g Kot	552,62	520,44	41,21	9,65	225,48	244,10
verdaut v. Gesamtverzehr in g	547,09	530,82	98,34	106,88	32,69	292,91
verdaut v. Gesamtverzehr in %	49,75	50,50	70,47	91,72	12,66	54,55
verdaut v. Grundfutter in g	392,86	381,51	61,98	22,42	16,87	280,24
verd. v. Sonnenblumensamen in g	154,23	149,31	36,36	84,46	15,82	12,67
verd. v. Sonnenblumensamen in %	55,75	55,37	87,33	96,30	17,88	24,46
VK im Mittel	59,08	59,03	88,80	96,80	21,60	35,14

mittleren Verdauungskoeffizienten 4.49% und die höchste 4.92%, und bei den übrigen Verdauungskoeffizienten sind die Abweichungen vom Mittelwert noch geringer, so daß die mittleren Verdauungskoeffizienten des Grundfutterversuches für den folgenden *Versuch mit Sonnenblumensamen als Versuchsfutter* brauchbar erscheinen. Die Ergebnisse dieses Versuches enthält die Tabelle 3. Eine gute Übereinstimmung zeigen die Verdauungskoeffizienten für das Rohprotein und das Rohfett. Größer sind die Unterschiede bereits bei der Rohfaser, und sehr weit liegen die Verdauungskoeffizienten bei den N-freien Extraktstoffen auseinander. Bei K 42 liegt der Verdauungskoeffizient 14.67% höher und bei K 46 11.74% tiefer als das Mittel aller drei Tiere. Daraus ergibt sich auch eine Differenz zwischen dem höchsten und niedrigsten Verdauungskoeffizienten der organischen Substanz von 7.27%. Zudem liegt auch der mittlere Verdauungskoeffizient der N-freien Extraktstoffe mit 35.14% tiefer als man erwarten sollte und drückt damit die Verdaulichkeit der organischen Substanz herab. Die sehr hohe Verdaulichkeit des Rohproteins mit 88.80% im Mittel und die noch höhere des Rohfettes, das im Durchschnitt der drei Tiere zu 96.80% verdaut wird, können nicht bewirken, daß die Verdaulichkeit der organischen Substanz über rund 59.00% hinausgeht. Die Verdaulichkeit der Rohfaser ist mit 21.60% im Mittel als gut zu bezeichnen, vor allem, wenn man bedenkt, daß die Rohfaser fast ausnahmslos dem harten Schalenteil entstammt.

Nachdem wir die Beobachtung gemacht hatten, daß die Kaninchen die Sonnenblumensamen und zwar nicht nur die Kerne, sondern auch die harten Schalen restlos aufnahmen, auch wenn sie kein Grundfutter (Heu und Hafer) erhielten, entschlossen wir uns, einen *Versuch mit Sonnenblumensamen als alleiniges Futter* durchzuführen. Es interessierte uns dabei die Frage, ob und wieweit die Ergebnisse des direkten Verfahrens von denen des indirekten abweichen würden. Tabelle 4 enthält die Ergebnisse des *direkten Verfahrens.* Die Verdaulichkeit des Rohproteins liegt zwischen 87.10 und 88.88% und

Tabelle 4. *Verdaulichkeitsversuch mit Sonnenblumensamen an Kaninchen (direktes Verfahren)*

K 42	Trock.-Subst.	Organ. Subst.	Roh-protein	Roh-fett	Roh-faser	N-freie Extr.-Stoffe
in 600 g Sonnenblumensamen I	550,44	536,51	82,86	174,49	176,08	103,08
in 246,18 g Kot	227,79	219,15	9,23	2,50	143,67	63,75
verdaut in g	322,65	317,36	73,63	171,99	32,41	39,33
verdaut in %	58,62	59,15	88,88	98,57	18,41	38,16
K 44 a						
in 800 g Sonnenblumensamen I	733,91	715,35	110.48	232,65	234,78	137,44
in 341,09 g Kot	316,46	305,74	14,23	5,31	189,80	96,40
verdaut in g	417,45	409,61	96,25	227,34	44,98	41,04
verdaut in %	56,88	57,26	87,14	97,72	19,16	29,86
K 46						
in 800 g Sonnenblumensamen I	733,91	715,35	110,48	232,65	234,78	137,44
in 336,96 g Kot	312,50	301,68	14,28	5,16	196,41	85,83
verdaut in g	421,41	413,67	96,20	227,49	38,37	51,61
verdaut in %	57,43	57,83	87,10	97,78	16,35	37,55
VK im Mittel	57,64	58,08	87,37	98,02	17,97	35,19

beträgt im Mittel 87.37%. Das Rohfett wird im Mittel zu 98.02% verdaut. Von der Rohfaser sind 17.97% verdaulich, und der verdauliche Anteil der N-freien Extraktstoffe beträgt 35.19%. Aus diesen Zahlen ergibt sich ein mittlerer Verdauungskoeffizient für die organische Substanz von 58.08%. Ein Vergleich der Ergebnisse der Tabellen 3 und 4 zeigt eindeutig, daß *bei dem direkten Verfahren die individuellen Schwankungen geringer* sind, als beim indirekten Verfahren, besonders deutlich tritt das bei der Rohfaser und den N-freien Extraktstoffen zutage.

Tabelle 5. *Mittlere Verdauungskoeffizienten der Verdaulichkeitsversuche mit Sonnenblumensamen an Kaninchen (Tabelle 3 und 4)*

	Trock.-Subst	Organ. Subst.	Roh-protein	Roh-fett	Roh-faser	N-freie Extr.-Stoffe
1. Mittel aus Tabelle 3	59,08	59,03	88,80	96,80	21,60	35,14
2. Mittel aus Tabelle 4	57,64	56,61	87 37	98,02	17,97	35,19
3. Mittel aus Tabelle 3 und 4	58,36	58,55	88,09	97,41	19,78	35,16

Betrachtet man die mittleren Verdauungskoeffizienten der Tabellen 3 und 4, die in Tabelle 5 wiedergegeben sind, so erkennt man eine gute Übereinstimmung der beiden Versuchsverfahren, des direkten und des indirekten. Nur bei der Rohfaser beobachten wir eine größere Differenz. Sie beträgt 3.63%. Beim Rohprotein ist sie mit 1.43% und beim Rohfett mit 1.18% geringer als im allgemeinen die individuelle Schwankungsbreite beträgt. Bei den N-freien Extraktstoffen kann man von einem Unterschied zwischen den mittleren Verdauungskoeffizienten nicht mehr sprechen. Daraus ergibt sich, daß die mittleren Verdauungskoeffizienten der organischen Substanz des einen und des anderen Versuchsverfahrens um 0.95% voneinander abweichen. Wir glauben deshalb keinen Fehler von praktischer Bedeutung zu machen, wenn wir die Durchschnittswerte der Tabellen 3 und 4 wiederum mitteln und somit die Ergebnisse des Differenzverfahrens (Tabelle 3) und des direkten Verfahrens (Tabelle 4) zu mittleren Verdauungskoeffizienten vereinigen (Tabelle 5).

Wieweit wir hierzu berechtigt sind, zeigt die Tabelle 6a, die den *Gehalt der Sonnenblumensamen an verdaulichen Nährstoffen* in der Trockensubstanz und in der ursprünglichen Substanz wiedergibt. Hier ist der Gehalt an verdaulichen Nährstoffen aus den mittleren Verdauungskoeffizienten des jeweiligen Versuches bzw. aus dem Mittel beider Versuche errechnet. Die Tabelle zeigt nur sehr geringe Abweichungen im Gehalt an verdaulichen Nährstoffen, im Vergleich der einzelnen Versuche, zum Mittelwert. Ein Versuch bestätigt hier den anderen. Beiden gemeinsam ist die hohe Verdaulichkeit des Rohproteins und des Rohfettes, die geringe Verdaulichkeit der Rohfaser und die auffallend niedrige für die N-freien Extraktstoffe. Es erscheint uns deshalb zulässig, die Ergebnisse des direkten Verfahrens mit denen des Differenzverfahrens zu kombinieren und den Gehalt an verdaulichen Nährstoffen aus dem durch Vereini-

Tabelle 6. *Gehalt der Sonnenblumensamen an verdaulichen Nährstoffen nach Verdaulichkeitsversuchen an Kaninchen (nach Tabelle 1—5)*

a) in % der Trockensubstanz

	Trock.-Subst.	Organ. Subst.	Roh-protein	Roh-fett	Roh-faser	N-freie Extr.-Stoffe
1. nach Mittel d. Tab. 3	59,08	57,54	13,36	30,69	6,91	6,58
2. nach Mittel d. Tab. 4	57,64	56,61	13,15	31,08	5,75	6,63
3. nach Mittel d. Tab. 3 und 4	58,36	57,07	13,26	30,88	6,33	6,60
b) in % der ursprünglichen Substanz						
1. nach Mittel d. Tab. 3	54,20	52,79	12,26	28,15	6,34	6,04
2. nach Mittel d. Tab. 4	52,88	51,94	12,07	28,51	5,28	6,08
3. nach Mittel d. Tab. 3 und 4	53,54	52,37	12,17	28,33	5,81	6,06

gung der Mittelwerte der beiden Versuche gefundenen mittleren Verdauungskoeffizienten zu errechnen und die so gefundenen Zahlen (Tab. 6 a 3 u. b 3) für die von uns zu Verdaulichkeitsversuchen an Kaninchen benutzten Sonnenblumensamen als bindend anzusehen.

Analog zu dem Differenzversuch mit Sonnenblumensamen an Kaninchen, führten wir einen *Versuch mit 2 Hämmeln im Differenzverfahren* durch. Ein Versuch mit Sonnenblumensamen allein war mit den Hämmeln nicht durchführbar, da das uns zur Verfügung stehende Material dazu nicht ausreichte. Dem Versuch mit Sonnenblumensamen an Hämmeln ging ein *Grundfutterversuch mit Wiesenheu* (Tabelle 1) voraus, dessen Ergebnisse die Tabelle 7 enthält. Beide Versuchstiere zeigen hier eine gute Übereinstimmung hinsichtlich der Verdaulichkeit des Rohfettes und der Rohfaser und eine zufriedenstellende bezüglich des Rohproteins und der N-freien Extraktstoffe und somit auch der organischen Substanz. Sie wird im Mittel beider Tiere zu 52.57% verdaut.

Tabelle 7. *Grundfutterversuch mit Heu an Hämmeln zu dem Versuch der Tabelle 8*

'H I o.	Trock.-Subst.	Organ. Subst.	Roh-protein	Roh-fett	Roh-faser	N-freie Extr.-Stoffe
in 900 g Heu IV	791,64	747,29	79,74	15 12	261,90	390,53
in 422,52 g Kot	381.24	348.92	40,28	7,88	113,59	187,17
verdaut in g	410,40	398,37	39,46	7,24	148,31	203,36
verdaut in %	51,84	53,31	49,48	47,93	56,63	52,07
H II m.						
in 900 g Heu IV	791,64	747,29	79,74	15,12	261,90	390,53
in 421,91 g Kot	394,17	359,94	41,92	7,91	114,09	196,02
verdaut in g	397,47	387,35	37,82	7,21	147,81	194,51
verdaut in %	50,21	51,83	47,43	47,72	56,44	49,81
VK im Mittel	51,02	52,57	48,45	47,82	56,53	50,94

Tabelle 8. *Verdaulichkeitsversuch mit Sonnenblumensamen an Hämmeln*

H I o.	Trock.-Subst.	Organ. Subst.	Roh-protein	Roh-fett	Roh-faser	N-freie Extr.-Stoffe
in 900 g Heu IV	786,32	742,27	79,21	15,00	260,13	387,93
in 200 g Sonnenblumensamen II	182,22	175,70	31,40	48,20	58,68	37,42
in 1100 g Gesamtverzehr	968,54	917,97	110,61	63,20	318,81	425,35
in 507,14 g Kot	460,38	425,95	44,33	8,03	160,87	212,72
verdaut v. Gesamtverzehr in g	508,16	492,02	66,28	55,17	157,94	212,63
verdaut v. Gesamtverzehr in %	52,47	53,60	59,92	87,09	49,54	49,99
verdaut v. Grundfutter in g	407,65	395,69	39,19	7,19	147,31	202,00
verd. v. Sonnenblumensamen in g	100.51	96,33	27,09	47,98	10,63	10,63
verd. v. Sonnenblumensamen in %	55,16	54,83	86,29	99,55	18,11	28,41
H II m.						
in 900 g Heu IV	786,32	742,27	79,21	15,00	260,13	387,93
in 200 g Sonnenblumensamen II	182,22	175,70	31,40	48,20	58,68	37,42
in 1100 g Gesamtverzehr	968,54	917,97	110,61	63,20	318,81	425,35
in 524,11 g Kot	475,89	438,89	47,03	8,73	161,05	222,08
verdaut v. Gesamtverzehr in g	492,65	479,08	63,58	54,47	157,76	203,27
verdaut v. Gesamtverzehr in %	50,87	52,19	57,48	86,19	49,48	47,79
verdaut v. Grundfutter in g	394,79	384,74	37,57	7,16	146,81	193,20
verd. v. Sonnenblumensamen in g	97,86	94,34	26,01	47,31	10,95	10,07
verd. v. Sonnenblumensamen in %	53,70	53,69	82,83	98,16	18,66	26,91
VK im Mittel	54,43	54,27	84,56	97,85	18,39	27,66

Die Ergebnisse des dazugehörigen *Versuches mit Sonnenblumensamen* gibt die Tabelle 8 wieder. Auch hier ist die Übereinstimmung der Verdauungskoeffizienten beider Hämmel bezüglich des Rohfettes und der Rohfaser eine recht gute, und die Verdauungskoeffizienten des Rohproteins und der N-freien Extraktstoffe beider Tiere unterscheiden sich nur wenig voneinander und weichen nur um ein Geringes vom Mittelwert ab. Die Verdaulichkeit des Rohproteins und des Rohfettes ist eine sehr hohe, die der N-freien Extraktstoffe und besonders der Rohfaser eine auffallend geringe. Deshalb beträgt die Verdaulichkeit der organischen Substanz auch nur 54.27% im Mittel beider Tiere, das heißt, daß sie nur 1.70% höher liegt als die des im Grundfutterversuch verwandten Wiesenheues und 4.28% tiefer als die der Kaninchenversuche im Mittel (Tabelle 5).

Nach den Verdaulichkeitsversuchen mit Sonnenblumensamen an Kaninchen führten wir an den gleichen Versuchstieren Versuche mit dem von uns selbst hergestellten *Sonnenblumenextraktionsschrot* durch. Da zwischen diesem und den vorhergehenden Kaninchenversuchen ein größerer Zeitraum lag, schalteten wir noch einmal einen *Grundfutterversuch* davor, dessen Ergebnisse die Tabelle 9 enthält. Für das Rohfett, die Rohfaser und die N-freien Extraktstoffe ergibt sich für die einzelnen Tiere eine gute Übereinstimmung. Weniger übereinstimmend sind dagegen die Zahlen für die Verdaulichkeit des Rohproteins. Die Differenz zwischen dem höchsten und dem niedrigsten Wert beträgt 11.64%. Trotzdem ergeben sich für die einzelnen Versuchstiere Ver-

Tabelle 9. *Grundfutterversuch II mit Hafer und Heu an Kaninchen zu dem Versuch der Tabelle 10*

K 42	Trock.-Subst.	Organ. Subst.	Roh-protein	Roh-fett	Roh-faser	N-freie Extr.-Stoffe
in 630 g Heu III	573,60	534,00	60,67	10,68	169,42	293,23
in 630 g Hafer III	600,90	581,56	66,27	31,66	67,18	416,45
in 1260 g Gesamtverzehr	1174,50	1115,56	126,94	42,34	236,60	709,68
in 584,73 g Kot	555,91	521,47	46,26	7,71	205,11	262,39
verdaut in g	618,59	594,09	80,68	34,63	31,49	447,29
verdaut in %	52,67	53,26	63,56	81,78	13,31	63,14
K 44a						
in 630 g Heu III	573,60	534,00	60,67	10,68	169,42	293,23
in 630 g Hafer III	600,90	581,56	66,27	31,66	67,18	416,45
in 1260 g Gesamtverzehr	1174,50	1115,56	126,94	42,34	236,60	709,68
in 596,22 g Kot	544,86	510,42	48,50	7,74	205,70	248,48
verdaut in g	629,64	605,14	78,44	34,60	30,90	461,20
verdaut in %	53,61	54,25	61,79	81,73	13,06	65,10
K 46						
in 630 g Heu III	573,60	534,00	60,67	10,68	169,42	293,23
in 630 g Hafer III	600,90	581,56	66,27	31,66	67,18	416,45
in 1260 g Gesamtverzehr	1174,50	1115,56	126,94	42,34	236,60	709,68
in 589,83 g Kot	559,61	527,06	61,03	7,97	205,60	252,46
verdaut in g	614,89	588,50	65,91	34,37	31,00	457,22
verdaut in %	52,33	52,76	51,92	81,18	13,10	64,43
VK im Mittel	52,87	53,42	59,09	81,54	13,16	64,22

dauungskoeffizienten für die organische Substanz, die von dem Mittel aller drei Tiere, nämlich 53.42%, nur wenig abweichen. Zu dem darauf folgenden *Versuch mit Sonnenblumenextraktionsschrot* (Tabelle 10) waren die Versuchstiere aber gerade in Bezug auf das Rohprotein in der Lage, die Differenz auszugleichen. Aber auch die Verdauungskoeffizienten der übrigen Nährstoffe zeigen nur geringe Abweichungen voneinander. Damit ergeben sich mittlere Verdauungskoeffizienten, von denen die der einzelnen Tiere nur wenig abweichen. In der Tabelle 11 sind die mittleren Verdauungskoeffizienten der Kaninchen- und Hammelversuche für Sonnenblumensamen und Sonnenblumenextraktionsschrot, um eine bessere Vergleichsmöglichkeit zu schaffen, zusammengefaßt und gegenübergestellt.

Wie die Tabelle 1 zeigte, wichen die beiden von uns verwendeten Proben von Sonnenblumensamen zwar etwas voneinander ab, was auch bei der Ermittlung der verdaulichen Nährstoffe (Tabelle 12 a und b) zum Ausdruck kommt, sie differieren aber nicht so stark, daß damit ein Vergleich in Frage gestellt würde. Das Sonnenblumenextraktionsschrot entstammte den für die Kaninchenversuche verwandten Sonnenblumensamen.

Tabelle 10. *Verdaulichkeitsversuch mit Sonnenblumenextraktionsschrot an Kaninchen*

K 42	Trock.-Subst.	Organ. Subst.	Roh-protein	Roh-fett	Roh-faser	N-freie Extr.-Stoffe
in 600 g Heu III	547,38	509,59	57,90	10,20	161,67	279,82
in 600 g Hafer III	558,60	540,62	61,61	29,43	62,44	387,14
in 200 g Sonnenblumenextraktionsschrot	189,82	182,25	51,02	1,44	77.66	52,13
in 1400 g Gesamtverzehr	1295,80	1232,46	170,53	41,07	301.77	719,09
in 700,36 g Kot	636,84	600,63	53,24	7,23	259,48	280,68
verdaut v. Gesamtverzehr in g	658,96	631,83	117,29	33,84	42,29	438,41
verdaut v. Gesamtverzehr in %	50,85	51,27	68,78	82,40	14,02	60,97
verdaut v. Grundfutter in g	582,50	559,30	75,96	32,41	29,83	421,10
verdaut v. Sonnenblumenextraktionsschrot in g	76,46	72,53	41,33	1,43	12,46	17,31
verdaut v. Sonnenblumenextraktionsschrot in %	40,48	39,80	86,81	99,95	16,05	33,21
K 44 a						
in 1400 g Gesamtverzehr	1295,80	1232,46	170.53	41,07	301,77	719,09
in 688,12 g Kot	625,56	589,19	52,57	7,28	262,37	266,97
verdaut v. Gesamtverzehr in g	670,24	643,27	117,96	33,79	39,40	452,12
verdaut v. Gesamtverzehr in %	51,72	52,19	67,60	82,28	13,06	62 87
verdaut v. Grundfutter in g	592,91	569,73	73,85	32,39	29,27	434,22
verdaut v. Sonnenblumenextraktionsschrot in g	77,33	73,54	44,11	1,40	10,13	17,90
verdaut v. Sonnenblumenextraktionsschrot in %	40,74	40,35	86,46	97,44	13,04	34,34
K 46						
in 1400 g Gesamtverzehr	1295,80	1232 46	170,53	41,07	301,77	719.09
in 701,09 g Kot	637,78	603,32	64 45	7,46	261,41	270,00
verdaut v. Gesamtverzehr in g	658,02	629,14	106,08	33,61	40,36	449,09
verdaut v. Gesamtverzehr in %	50,78	51,05	62,21	81,84	13,37	62 45
verdaut v. Grundfutter in g	578,79	554,04	62,05	32,17	29,36	430,46
verdaut v. Sonnenblumenextraktionsschrot in g	79,23	75,10	44,03	1,44	11,00	18,63
verdaut v. Sonnenblumenextraktionsschrot in %	41,74	41,21	86,31	100,00	14,16	35,74
VK im Mittel	40,99	40,45	86,53	99,13	14,42	34,43

Tabelle 11. *Mittlere Verdauungskoeffizienten der Kaninchen- und Hammelversuche für Sonnenblumensamen und Sonnenblumenextraktionsschrot*

a) für Kaninchen b) für Hammel

	Trock.-Subst.	Organ. Subst.	Roh-protein	Roh-fett	Roh-faser	N-freie Extr.-Stoffe
a) Sonnenblumensamen Tabelle 5/3	58,36	58.55	88,09	97,41	19,78	35.16
a) Sonnenblumenextraktionsschrot Tab. 10	40,99	40,45	86,53	99,13	14,42	34,43
b) Sonnenblumensamen Tabelle 8	54,43	54,27	84,56	87,85	18,39	27,66

Tabelle 12. *Gehalt der Sonnenblumensamen und des Sonnenblumenextraktionsschrotes an verdaulichen Nährstoffen für Kaninchen und Hammel*

a) in % der Trockensubstanz

	Trock.-Subst.	Organ. Subst.	Roh-protein	Roh-fett	Roh-faser	N-freie Extr.-Stoffe
Kaninchen Tabelle 6/3	58,36	57,07	13,26	30.88	6,33	6,60
Kaninchen Tabelle 1 und 11 a Sonnenblumenextraktionsschrot	40,99	38,94	23,26	0,74	5,90	9,04
Hammel Tabelle 1 und 8	54,43	52,32	14,57	25,88	5,92	5,95

b) in % der ursprünglichen Substanz

	Trock.-Subst.	Organ. Subst.	Roh-protein	Roh-fett	Roh-faser	N-freie Extr.-Stoffe
Kaninchen Tabelle 6/3	53,54	52,37	12,17	28,33	5,81	6,06
Kaninchen Tabelle 1 und 11 a Sonnenblumenextraktionsschrot	38,90	36,93	22,07	0,71	5.60	8,55
Hammel Tabelle 1 und 8	49,60	47,68	13,28	23,58	5,40	5,42

IV. Besprechung der Ergebnisse

Aus den im Vorstehenden wiedergegebenen Versuchen geht eindeutig hervor, daß das Rohprotein und das Rohfett der Sonnenblumensamen bzw. des Extraktionsschrotes von beiden Tierarten in sehr hohem Maße verdaut werden, das Rohprotein von den Kaninchen sogar noch um einige Prozent höher als von den Hämmeln. Es besitzt eine Verdaulichkeit, die den in unserem Institut durchgeführten Versuchen mit Ölsaatpreßschroten [17] und Hefen [18] entspricht. Dabei liegt der Verdauungskoeffizient des Rohproteins für das Sonnenblumenextraktionsschrot nur rund 1.60% tiefer als der der Samen, also innerhalb der individuellen Schwankungsbreite und entspricht dem mittleren Verdauungskoeffizienten von 86.60%, den KIRSCH und FROLAK [8] bei Versuchen an zwei Hämmeln fanden. Ähnliche Werte ermittelte auch NEHRING [15] bei Versuchen mit Sonnenblumenextraktionsschrot an Hämmeln und JARL [6] bei Versuchen mit Sonnenblumenkuchen an Kaninchen. Die Verdauungskoeffizienten für das Rohfett entsprechen denen für Ölsaaten und den daraus gewonnenen Rückständen und liegen bei Hämmeln und Kaninchen gleich hoch. Auch sonst kommen sich die beiden Tierarten in den Verdaulichkeitswerten unserer Versuche weiter noch sehr nahe.

Bei dem Verdauungskoeffizienten für die Rohfaser besteht für die beiden Tierarten nur ein Unterschied von 1.39% zugunsten der Kaninchen. Das ist auffallend, da bei diesbezüglichen Versuchen die Erfahrung gemacht wurde [14], daß der Hammel die Rohfaser im allgemeinen zu einem höheren Prozentsatz verdaut als das Kaninchen. Unsere Verdaulichkeitswerte für die Rohfaser liegen aber grundsätzlich höher, als wir erwartet hatten, auch bei dem Sonnenblumenextraktionsschrot, für dessen Verdauungskoeffizienten für die Rohfaser in der Literatur Werte für Hämmel angegeben werden [8, 15], die unter den bei unseren Kaninchen gefundenen liegen, oder Werte für Kaninchen [6], die die unseren nicht übersteigen. Die Rohfaser der Sonnenblumensamen und des Extraktionsschrotes ist durch den tierischen Organismus sehr schwer aufzuschließen. Das zeigt ein in dieser Hinsicht durchgeführter Versuch von NEHRING [15] mit Sonnenblumenschalen, bei dem der Verdauungskoeffizient für die Rohfaser auch nur 18.90% betrug. Eine Zerkleinerung der Schalen vor dem Verfüttern scheint dabei auf die Verdaulichkeit der Rohfaser keinen Einfluß auszuüben; denn das von uns verwandte Extraktionsschrot, dessen Rohfaser wohl fast ausnahmslos den Samenschalen entstammt, wurde, um es gut mit dem übrigen Futter vermischen zu können, zu Mehl vermahlen. Es war also nicht wie bei den Sonnenblumensamen den Versuchstieren überlassen, die harten Schalenteile durch entsprechende Kauarbeit zu zerkleinern, was die Kaninchen übrigens in hervorragender Weise taten. Bei ihnen waren niemals Splitter von Schalenteilen makroskopisch im Kot zu beobachten; bei den Hämmeln wurden sie dagegen ab und zu gefunden.

Die N-freien Extraktstoffe aus den Sonnenblumensamen und dem Extraktionsschrot wurden bei unseren Versuchen besser verdaut als bei den Versuchen von KIRSCH [8], aber schlechter als in den Versuchen von NEHRING [15] und denen von JARL [6]. In keinem Falle finden wir aber eine so hohe Verdaulichkeit der N-freien Extraktstoffe, wie wir sie bei den in unserem Institut [17] durchgeführten Versuchen mit Ölsaatrückständen fanden, wobei wir z. T. die gleichen Kaninchen benutzten wie in den hier besprochenen Versuchen. Wie weit der Einfluß der Rohfaser hier geltend gemacht werden kann, ist aus unseren Versuchen mit Sonnenblumensamen und Extraktionsschrot nicht zu ersehen. Denn bei unseren Kaninchenversuchen beträgt der Unterschied zwischen den beiden Verdauungskoeffizienten für Samen und Extraktionsschrot nur 0.73% und ist damit so gering, daß daraus keine Folgerung über einen eventuellen Einfluß des höheren Rohfasergehaltes auf die Verdaulichkeit der N-freien Extraktstoffe gezogen werden kann, zumal der Unterschied im Rohfasergehalt in den Samen und dem Extraktionsschrot rund 9% beträgt, also beträchtlich ist, und ein Einfluß des höheren Rohfasergehaltes auf die Verdaulichkeit des Rohproteins und die N-freien Extraktstoffe verständlich gewesen wäre, vor allem, wenn man bedenkt, daß die Rohfaser fast ausnahmslos den Schalen entstammt. Durch ein aufgearbeitetes Sonnenblumenextraktionsschrot war auch der Nachweis geführt worden [15], daß durch Verminderung des Schalenanteiles die Verdaulichkeit, besonders der Rohfaser und der N-freien Extraktstoffe, anstieg und die Verdaulichkeit der organischen Substanz 62% erreichte, also etwa 17—18% höher war als in unseren Kaninchenversuchen.

Um den Einfluß der Samenschalen auf den Futterwert der Sonnenblumensamen bzw. des Extraktionsschrotes zu ermitteln, hatten wir im Institut die Samen geschält, um die reinen Kerne zu gewinnen. Dabei hatten wir ein Material erhalten, das sich in 100 g Trockensubstanz wie folgt zusammensetzte: 96.33% organische Substanz, 30.17% Rohprotein, 53.92% Rohfett, 2.24% Rohfaser, 10.00% N-freie Extraktstoffe und 3.67% Rohasche. Die damit durchgeführten Versuche an Kaninchen eignen sich leider nicht zur Veröffentlichung, da die Sonnenblumenkerne die Verdaulichkeit des Gesamtfutters — die Versuche waren im Differenzverfahren durchgeführt worden — so weit heraufdrückten, daß sich für Sonnenblumenkerne Verdauungskoeffizienten errechneten, die fast ausnahmslos über 100% hinausgingen, besonders bei den N-freien Extraktstoffen und dem Rohprotein und somit kein brauchbares Zahlenmaterial ergeben. Es läßt sich aber über den Versuch sagen, daß er einen Hinweis dafür abgibt, daß die Sonnenblumensamen, vor allem das daraus gewonnene Extraktionsschrot, möglichst weitgehend von Schalenteilen befreit, ein um so wertvolleres Konzentrationsfutter abzugeben vermögen, je weniger Schalenteile sie enthalten. Diese bewirken, daß der Anteil an verdaulichen Nährstoffen in den Sonnenblumensamen und dem Extraktionsschrot keine höheren Werte erreicht, als die in der Tabelle 12 a u. b wiedergegebenen. Der Anteil an verdaulicher organischer Substanz erreicht im günstigsten Falle nur 57.07%, bezogen auf die Trockensubstanz, bei den Samen und nur 39% beim Extraktionsschrot, das immerhin mit 23.26% hier den größten Anteil an verdaulichem Rohprotein enthält. Der Gehalt von 30.88% verdaulichem Rohfett in den Sonnenblumensamen wird allerdings für die praktische Fütterung nur in den seltensten Fällen von Bedeutung sein, da sie unextrahiert nur wenig als Futtermittel Anwendung finden werden. Der Anteil an verdaulicher Rohfaser ist mit rund 6% in den Samen wie dem Extraktionsschrot gering. Auch der Anteil an verdaulichen N-freien Extraktstoffen liegt niedrig, so daß die Sonnenblumensamen zwar das von uns [17] geprüfte Spitzklettenpreßschrot in der Verdaulichkeit der gesamten organischen Substanz erreichen, nicht aber die übrigen von uns geprüften Preßrückstände, ganz besonders tut dies nicht das Sonnenblumenextraktionsschrot. Dieses ist, solange es einen so hohen Anteil an Rohfaser enthält, nach unseren Versuchen in Übereinstimmung mit anderen Autoren [15] nicht als Kraftfutterstoff, trotz der hohen Verdaulichkeit seines Rohproteins, anzusehen.

V. Zusammenfassung

Sonnenblumensamen wurden an Kaninchen und Hämmeln in Verdaulichkeitsversuchen geprüft, um ihre verschiedene Ausnutzung durch beide Tierarten zu ermitteln. Dabei wurden die Sonnenblumensamen bei den Kaninchenversuchen im direkten und im Differenzverfahren durchgeführt.

Ein aus den Sonnenblumensamen der Kaninchenversuche hergestelltes Extraktionsschrot wurde in Verdaulichkeitsversuchen an Kaninchen zu den Sonnenblumensamen in Vergleich gesetzt.

Verdaulichkeitsversuche mit geschälten Sonnenblumensamen sollten den Einfluß der Rohfaser aus den Sonnenblumensamen deutlich machen.

Die Versuche ergaben eine fast völlig gleiche Verdaulichkeit der Sonnenblumensamen durch beide Tierarten, wobei außer dem Rohfett alle anderen Rohnährstoffe von den Kaninchen etwas höher verdaut wurden, als von den Hämmeln. Der Vergleich des Differenzverfahrens mit dem direkten Verfahren führte bei den Kaninchenversuchen zu einer Bestätigung des einen Verfahrens durch das andere. Aus dem Sonnenblumenextraktionsschrot wurde von den Kaninchen vor allem die Rohfaser neben dem Rohprotein und den N-freien Extraktstoffen weniger gut verdaut als aus den Sonnenblumensamen.

Die Versuche mit entschälten Sonnenblumensamen ließen deutlich erkennen, daß bei Wegfall der harten Schalen die Sonnenblumensamen und die aus ihnen gewonnenen Extraktionsrückstände mit ihrem Anteil an hochverdaulichem Rohprotein und N-freien Extraktstoffen mit zu den wertvollsten Kraftfutterstoffen zu zählen sind.

Literaturverzeichnis

1 BRAHM, C.: Futtermittel aus der Ölindustrie. In E. MANGOLD, Handb. d. Ern. u. d. Stoffw. d. landw. Nutztiere. J. Springer, Berlin, Bd. 1, 1929, 471.

2 BÜNGER, H. u. Mitarb.: Vers. über die Wirkung von Sonnenblumenkuchen bei der Verfütterung an Milchkühe. Teil I. Milchwirtschaftl. Forschungen 6. 1928. 543.

3 COLLIGNON, P. u. G. MEYER: Die Nutzgeflügelzucht. 7. Aufl. Neumann-Verlag, Radebeul und Berlin 1951. S. 38.

4 DIJKSTRA, N. D.: De voederwaarde van Zonnebloemen. Het Landbouwkundig Tijdschrift. 49. 1937. Nr. 605.

5 HONCAMP, F.: Die natürl. pflanzl. Futtermittel. In E. MANGOLD, Handb. d. Ern. u. d. Stoffw. d. landw. Nutztiere. J. Springer, Berlin, Bd. 1, 1929. 332.

6 JARL, FOLKE: Smältbarhetsförsök med Kaniner. Norrtälje 1944.

7 KELLNER, O. u. A. SCHEUNERT: Grundzüge der Fütterungslehre, Paul Parey, Berlin und Hamburg 1952, 11. Aufl. 176.

8 KIRSCH, W. und FROLAK, P.: Zeit. f. Tierernährung und Futterm. 7, 1943, 164.

9 KIRSCH, W. u. H. JANTZON: Ergebn. fünfjähriger Unters. über d. Erträge an Roh- u. verdaul. Nährstoffen bei ... Sonnenblumen ... Tierernährung 7. 1935. 211.

10 KIRSCH, W. u. H. SPLITTGERBER: Vollwertige Ernährung der Milchkühe. Verlag Parey, Hamburg u. Berlin. 1952.

11 MANGOLD, E.: Richtlinien zur Methodik der Verdaulichkeitsprüfung der Futtermittel an landwirtschaftlichen Nutztieren. Arch. f. Tierernährung. 1, 1951, 188.

12 MANGOLD, E. und R. FANGAUF: Handbuch der Kaninchenfütterung. Neumann-Verlag, Radebeul und Berlin 1949. 82.

13 NEHRING, K.: Lehrbuch der Tierernährung und Futtermittelkunde. Neumann-Verlag, Radebeul u. Berlin. 3. Aufl. 1952.

14 NEHRING, K. und W. SCHRAMM: Über die Ausnützung verschiedener Futterstoffe durch Kaninchen. Tierernährung 11. 1939. 301.

15 NEHRING, K., SCHRAMM, W. und SCHÜTTE, J.: Über die Zusammensetzung und den Futterwert von Sonnenblumenextraktionsschrot. Zeit. f. Tierernährung und Futterm. 7. 1943. 171.

16 N. N.: Russian dunflower seed cake. The Scottish Journ. of Agriculture 10. 1927. Nr. 1.

17 NICKISCH, K.: Die Verdaulichkeit einiger Futtermittel beim Kaninchen. Arch. f. Tierernährung 1. 1950, 73.

18 NICKISCH, K.: Hefe und Pilzmyzel als Eiweißfutter, nach Versuchen an Kaninchen. Arch. f. Tierernährung 2. 1951, 20.

19 POPPOW, J.: Zusammensetzung, Verdaulichkeit und Futterwert bulgarischer gepreßter und extrahierter Sonnenblumenkuchen. Jahrb. d. Univ. Sofia, Landwirtsch. Fakulät, 7. 1928/29. 63.

20 RÖMER, R.: Die Fütterung des Geflügels. 10. Aufl. Verlag Pfenningstorf, Stuttgart-Berlin. 1950.

21 RÖMER, R.: Geflügelfütterung in Holland. Futter u. Fütterung. 1950. Nr. 7.

22 SPLITTGERBER: Ernährungsmangel bei Sonnenblumenkuchenmehl. Futter u. Fütterung. 1950 Nr. 3.

[23] SPLITTGERBER: Hinweise für die Zusammensetzung von Milchleistungsfutter. Futter u. Fütterung 1950. Nr. 7.
[24] THEILE, E.: Über die Inhaltsstoffe der Früchte von Helianthus annuus unter besonderer Berücksichtigung der Veränderungen des Sonnenblumenöles während der Reifung der Samen. Pharmazie 4, 1949, 428.
[25] WEISER, ST. u. A. ZAITSCHEK: Preß- und Extraktionsverfahren bei der Verarbeitung von Sonnenblumensaat. Fortschr. d. Landw. 3. 1928. 1.
[26] ZIMMERMANN, W.: Erfahrungen mit der Nutzung der Sonnenblume (Helianthus annuus). Deutsche Landwirtschaft 2, 1951, H. 2.

FSC
www.fsc.org
MIX
Papier | Fördert gute Waldnutzung
FSC® C083411

Zeitfracht Medien GmbH
Ferdinand-Jühlke-Straße 7
99095 Erfurt, Deutschland
produktsicherheit@kolibri360.de